AF533669

Dorn-Therapie und Jin Shin Jyutsu®

Der Ratgeber zur Selbsthilfe für Therapeuten und Patienten

Margit Bahn · Peter Bahn · Gamal Raslan

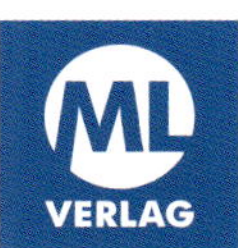

1. Auflage 2014

Druck: Generál Nyomda Kft., H-6727 Szeged

Titelbild: René Oertel – fotozon.de

www.ml-buchverlag.de

ISBN: 978-3-944002-78-1

Inhaltsverzeichnis

Vorwort

Die Dorn-Therapie, von Dieter Dorn (1938–2011) aus der Intuition entstanden und von ihm aufgrund eigener Erfahrungen stetig weiter entwickelt, ist schon seit Jahrzehnten fester Bestandteil der manuellen Medizin. Sie ist mittlerweile weltweit verbreitet und hat sich insbesondere in der Alternativmedizin etabliert. Erfreulicherweise findet sie jedoch auch immer mehr Bedeutung und Anerkennung in schulmedizinischen Kreisen.

Jin Shin Jyutsu – eine Heilkunst zur Harmonisierung der Lebensenergien – wurde von dem Japaner Jirô Murai (1886–1962) durch intensive eigene Erfahrungen nach lebensbedrohlicher Erkrankung durch Meditation, Fingerhaltungen (Mudras), extremen Fastenzeiten und dem Literaturstudium u. a. auch der jap. kaiserlichen Bibliothek entwickelt. Mary Burmeister, seine Schülerin, hat diese wunderbare Heilkunst in den 70er Jahren des vergangenen Jahrhunderts der westlichen Welt zugängig gemacht.

In den vielen Jahren der therapeutischen Arbeit am Patienten konnten wir beobachten, dass sich Dorn-Therapie und Jin Shin Jyutsu hervorragend kombinieren lassen und damit zu einem sehr guten Behandlungsergebnis führen.

Während unserer beruflichen Tätigkeit war des Weiteren festzustellen, dass es dem Patienten durch Selbsthilfeübungen aus beiden Therapiebereichen möglich ist, das Ergebnis der Behandlung zu stützen und zu optimieren.

Immer wieder wird es im Laufe des Lebens zu Situationen kommen, in denen sich der Mensch nicht wohl fühlt, sei es im Bewegungssystem, im Organbereich oder gar der Psyche. Das kann während des Urlaubs, einer Geschäftsreise, der Berufsausübung, beim Sport und natürlich auch bei der Haus- und Gartenarbeit sein.

Unsere langjährige therapeutische Erfahrung und unsere Tätigkeit als Dozenten, sowie die vielen Anfragen von Seminarteilnehmern, Kongressbesuchern und Kollegen haben uns inspiriert, diese Tipps zur Selbsthilfe in einem Buch zusammen zu fassen.

Alle in diesem Buch gezeigten Selbsthilfeübungen lassen sich einfach durchführen. So ist es möglich, sich spontan selbst zu helfen, die Symptome zu lindern, oder gar ganz beschwerdefrei zu werden.

Hinweis
Je nach Krankheitsbild können die gezeigten Selbsthilfeübungen die Konsultation eines Arztes oder Heilpraktikers nicht ersetzen. Sollten sich die Beschwerden kurzfristig nicht bessern, ist in jedem Fall eine medizinische Abklärung (Diagnose) erforderlich.

Lassen Sie sich nachfolgend einführen in die Historie und Inhalte der beiden Therapien, in ihre Gemeinsamkeiten, um anschließend mit den gezeigten Übungen fit und munter den Tag zu beginnen und zu beenden. Als Therapeut dient das vorliegende Werk dazu, Ihren erworbenen Wissensschatz mit Ihren Patienten zu teilen und die vielen Selbsthilfeübungen als Unterstützung zum Therapieerfolg mit nach Hause zu geben, oder sie einfach mal selbst auszuprobieren.

Viel Freude beim Studium dieser Lektüre wünscht Ihnen das Autorenteam

Peter Bahn	Margit Bahn	Gamal Raslan
Heilpraktiker	Heilpraktikerin	Med. Masseur u. Bademeister

Sankt Augustin / Schweinfurt, Juni 2014

Historie und Inhalt Dorn-Therapie

Vor einigen Jahren kam eine Patientin zu mir in die Praxis und erzählte mir freudestrahlend, sie sei im Urlaub von einer Dame behandelt worden, die mit nur zwei Sitzungen und zwei einfachen Eigenübungen ihre Hüftschmerzen beseitigt hätte. Mit nur zwei Sitzungen und entsprechenden Eigenübungen? Die Sache war es sicherlich wert, einmal etwas näher betrachtet zu werden. So besuchte ich 1998 meinen ersten Dorn-Kurs.

Die Methode ist so faszinierend einfach und erfolgreich, ja so überzeugend, dass ich sie seit dieser Zeit in meiner Praxis anwende. Und es ist eine der wenigen Methoden, bei der die Patienten die effektiven und genialen Eigenübungen über Jahre immer wieder anwenden und so schmerzfrei bleiben.

Wie kam Dieter Dorn dazu, diese Technik zu entwickeln?

Dieter Dorn, ein Sägewerksbesitzer in dem kleinen Ort Lautrach im Allgäu, hob an einem denkwürdigen Tag, Mitte der 70er Jahre, einen Baumstamm ungeschickt von der Seite her hoch. Dann spürte er einen eigenartigen leichten Riss im unteren Rücken und konnte sich nicht mehr aufrichten. Er hatte sich einen äußerst schmerzhaften Hexenschuss eingehandelt, der danach nicht mehr verschwinden wollte. Schließlich suchte Dieter Dorn einen alten Bauern im Ort, sein Name war Josef Müller, auf. Er war dafür bekannt, Leuten mit Rückenproblemen zu helfen.

Der Bauer hatte seine Methode von einer einfachen Bäuerin gelernt, die zu ihm in den Stall kam und Tiere, aber auch die Dienstboten behandelte. Dieter Dorn wurde von diesem Bauern von seinem Schmerz befreit. Von der effektiven Vorgehensweise angetan, wollte er die Methode auch lernen. Der alte Bauer jedoch sagte ihm nur: „Du kannst es auch", ohne weitere Erklärungen. Einige Wochen später starb er. Dieter Dorn versuchte danach intuitiv auf ähnliche Weise, Menschen in seiner engeren Umgebung zu helfen. Unterstützung hatte er auch durch Dr. Hansen senior und vielen anderen medizinisch versierten Fachleuten erhalten, die von seiner Methode begeistert waren.

Von den Erfolgen war er selbst überrascht. Auf diese Art angespornt, entwickelte er nach und nach selbstständig eine eigene Methode. Mit den Jahren wurde ihm immer mehr der ganzheitliche Zusammenhang bewusst. Körper, Organe, Emotionen, Meridiane, all diese Strukturen innerhalb des Körpers, sowie die Gedanken bilden eine komplexe, untrennbare Einheit. Dieter Dorn begann immer mehr und mehr diese Aspekte in seine tägliche Arbeit und Kurse mit einzubeziehen. Der Erfolg bestätigte seine Erkenntnisse. Inzwischen haben mehrere Tausend Therapeuten die Methode von ihm oder seinen Schülern gelernt. Zahllosen Patienten im In- und Ausland konnte damit geholfen werden. Sogar bis nach Afrika hat die Dorn-Methode ihre Verbreitung gefunden.

Was ist das nun – diese „Wundermethode"?

Die Dorn-Methode ist eine einfach zu erlernende und anzuwendende Form der sanften manuellen Therapie zum Ausgleich der Muskelzüge über die Knochenstrukturen.

Gelenke – die Tore der Energie – und die Wirbel können mit Hilfe dieser Methode gefahrlos und millimetergenau wieder in die richtige Position gebracht werden. Dies geschieht immer in der Dynamik, also durch Druck auf die zu korrigierende Struktur und dem Schwingen der jeweiligen Extremität, welche sich im Korrekturbereich befindet. Somit also im natürlichen Bewegungsfluss des Menschen. Durch die Bewegung wird z. B. bei dem Richten von Wirbelfehlstellungen der muskuläre Schutz umgangen, so kann mit sanftem Druck der Wirbel oder das Gelenk wieder in seine korrekte Lage zurückgebracht werden. Frei von ungewollten Nebenwirkungen. Die Bewegung verhindert zudem, dass keine Verschiebung über die Normalposition hinaus erfolgt. Dies wird durch eine Pendelbewegung des Gegenbeins oder -arms bewirkt. Diese Technik sorgt zuerst für die nötige Lockerung der Muskulatur. Doch endgradig, d. h., wenn der Arm/das Bein am hintersten Punkt angelangt ist, wird diese Muskulatur angespannt und vermeidet so ein zu weites Verschieben des Wirbels auf die Gegenseite oder des Gelenks. Durch den Druck und das Schwingen lösen sich so auch gleichzeitig verklebte Faszien.

Die Wirkung der Dorn-Methode beruht auch auf neuronalen Vorgängen im Gehirn. Wenn bei der Korrektur von Gelenken sanfter Druck und Gegendruck auf das Gelenk erzeugt werden, leiten sensomotorische Verbindungsbahnen diese Information zum Gehirn weiter. Als Reaktion kommt vom Gehirn zum Muskel der Impuls „loslassen". Mit jeder Bewegung wird so das Gelenk freier und freier.

Im vorliegenden Werk sind sämtliche Eigenübungen der Dorn-Methode bebildert und beschrieben. Für Patienten ein wertvoller Ratgeber sowie eine Hilfe und für Therapeuten zum weitergeben an ihre Patienten eine absolute Bereicherung mit tollem Effekt. Bei einigen Übungen wie der Atlaskorrektur ist eine Hilfe durch den Partner, welcher dann den Druck mit seinen Fingern ausübt sehr wertvoll. Die Übungen können also ebenso als Partnerübungen durchgeführt werden.

Kontraindikationen

- Bei Neigung zu Knochenbrüchen, u. a. bei Langzeitkortisonbehandlungen oder starker Neigung zu Blutergüssen bei Einnahme von Marcumar. Ist der Quickwert hoch genug, ist bei Marcumar-Patienten nur eine relative Kontrindikation anzunehmen (die Behandlung erfolgt dann über die Dornfortsätze, wenn an der Wirbelsäule behandelt wird). Eigenübungen wie die Beinlängenkorrektur können hier aber bedenkenlos durchgeführt werden, sowie alles was der Anwender an sich selber durchführt.
- Osteoporose im fortgeschrittenen Stadium, da häufig Spontanfrakturen an der Schwammknochensubstanz (Spongiosa) der Wirbelkörper auftreten können. Trotzdem stellt dies keine absolute Kontraindikation dar. Eine Behandlung der Wirbelsäule kann an den Querfortsätzen erfolgen. Auch hier gilt bei den Eigenbehandlungen nie über die Schmerzgrenze hinauszugehen.
- Akute Entzündungen. Hier abwarten, bis die Entzündung abgeklungen ist.
- Fiebrige Infekte.
- Morbus Bechterew: Die Wirbelsäule kann hier nicht behandelt werden, wenn die Wirbel bereits verwachsen sind. Eine Behandlung der Gelenke ist dagegen möglich.
- Unfälle: Brüche sollten bereits verheilt sein, was nach ca. 6–8 Wochen der Fall ist. Bitte ärztlich abklären lassen.
- Tumore/Krebspatienten: Hier eignet sich, außer bei Tumoren an der Wirbelsäule, die Breuß-Massage. Die restlichen Gelenke können problemlos selbst behandelt werden.
- Nach Bandscheibenoperationen erst nach ca. vier Wochen sanft selbst an der Wirbelsäule beginnen. Zuvor kann aber sanft und ohne großen Druck mit der Eigenkorrektur der Beinlänge und des ISG´s begonnen werden.
- Ebenso besteht eine Kontraindikation für die Behandlung an der Wirbelsäule bei einem Prolaps mit Sequester.
- Nach Hüftgelenkoperationen ebenfalls erst nach ca. vier Wochen, aber unbedingt starke Innenrotation im Hüftgelenk vermeiden.

Der Ablauf der Selbsthilfeübungen richtet sich nach dem klassischen Ablauf einer Dornbehandlung in der Praxis durch den Therapeuten:

Von der Mitte beginnend, also Hüfte/Beinlängenkorrektur nach unten bis zu den Zehen und dann ab der Mitte beginnend, über das Kreuzbein im Stehen, über die Wirbelsäule bis zu allen darüber liegenden Gelenken.

Für alle Korrekturen der Gelenke gilt die einfache Dorn´sche Regel: „Aus der 90°-Abwinklung (Ausgangsposition) unter Druck auf das Gelenk zurück in die 180°-Streckung (Normalposition) führen und dabei ausatmen.“

Gamal Raslan

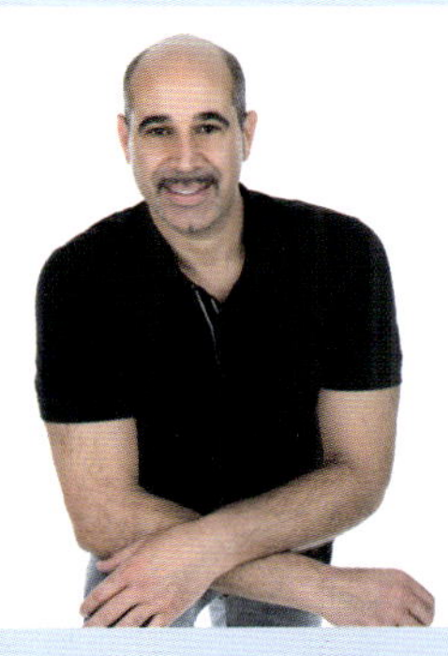

Jahrgang 1971,
Masseur und med. Bademeister, selbstständig.

Autor des Buches „Die Dorn-Methode: Der sanfte Weg zur Mitte“, Aurum Verlag, 2003.
Co-Autor des „Dornatlas“, Foitzick Verlag, 2010.
Organisationsmitglied des deutschen Wirbelsäulenkongresses 2007/09 und 2011.
Zahlreiche Vorträge und Fortbildungskurse als Referent im In- und Ausland.

Für dieses Buch: Ausarbeitung Dornmethode

Weitere Informationen
Praxis für Physiotherapie Gamal Raslan,
Johann-Georg-Gademannstr. 4, 97424 Schweinfurt,
Tel: 09721/782250, Fax: 09721/782251,
E-Mail: kontakt@gamalraslan

Historie und Inhalt Jin Shin Jyutsu

Gesundheit und Wohlgefühl hängen vom ungehinderten Fluss der Lebensenergie durch unser gesamtes Wesen ab. Der Japaner Jirô Murai (1886–1962), der Entdecker des Jin Shin Jyutsu, hat es sich nach einer lebensbedrohlichen Erkrankung zur Aufgabe gemacht, in intensiven Selbstversuchen und langjährigen Studien ein komplexes Energie-System zu erforschen, das in unserem Körper alle Stoffwechselprozesse, hormonellen Vorgänge und die Selbstheilungskräfte reguliert und Einfluss auf unsere Gedanken sowie Gefühle hat. Nach jahrzehntelanger Arbeit mit Menschen, die er behandelte, nannte er seine Entdeckungen Jin Shin Jyutsu – die Kunst des Menschen, sich selbst und andere mit dem Göttlichen in Einklang zu bringen. Seine Schülerin, Mary Burmeister, hat sich bereit erklärt, diese Kunst als Geschenk mit nach Amerika zu nehmen und ihr haben wir es zu verdanken, dass diese wunderbare Therapieform auch bei uns zunehmend praktiziert wird.

Da wir in unserem Leben immer wieder den unterschiedlichsten Herausforderungen und Einflüssen ausgeliefert sind, bleibt es nicht aus, dass das Energie-System gefordert und strapaziert wird. Im dichten Netz der Energie-Bahnen kommt es dabei zu Stauungen oder Defiziten, die unsere Gesundheit mehr oder weniger beeinflussen. Durch das sanfte Berühren unserer Hände oder auch Füße auf genau definierten Energie-Feldern (auf jeder Körperseite 26) können diese Energie-Flüsse reguliert, Defizite aufgefüllt, Hindernisse beseitigt und allzu heftige Strömungen normalisiert werden.

Jin Shin Jyutsu ist eine Heilkunst, die uns mit der Quelle unserer Lebenskraft verbindet. Sie hilft uns das uralte Wissen, das wir alle in uns tragen, bewusst und verfügbar zu machen. Einfache Übungen wie Fingerhalten oder sanftes Berühren der entsprechenden Felder tragen ganz automatisch dazu bei, den Lebensfluss zu harmonisieren. Dieses Halten und Berühren gleicht aus und wird daher „Strömen" genannt. Jin Shin Jyutsu unterscheidet sich somit von anderen Behandlungsmethoden, wo entweder beruhigt oder angeregt wird. Sehr häufig nutzen wir ganz intuitiv diese heilsamen Berührungen. Beispielsweise berühren wir mit einer Hand die Stirn, wenn wir etwas vergessen haben, oder legen unsere Hände auf die Hüften, wenn wir steil bergauf gewandert und außer Atem sind. Diese Berührungen stellen eine Resonanz zu unserem gesunden Urzustand her. Sie wirken wie ein Starthilfekabel. Diese Heilkunst ist leicht zu lernen und eignet sich unter anderem bestens als Begleitbehandlung zur Unterstützung der Dorn-Selbsthilfe-Übungen, wie auch bei allen schwerwiegenden Erkrankungen. Sie ist sehr hilfreich zur Schmerzlösung, Tiefenentspannung und somit zur Stärkung des Immunsystems.

Hinweis

Ein Ablegen der Kleidung zur Behandlung ist nicht notwendig!

Margit Bahn

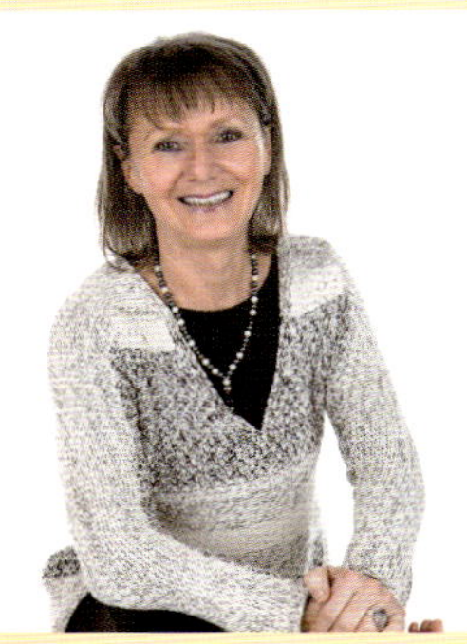

Jahrgang 1950, Heilpraktikerin, Ärztl. gepr. Gesundheitsberaterin GGB, Homöopathin, Jin Shin Jyutsu-Praktikerin u. Selbsthilfe-Lehrerin, zertifiziert durch Jin Shin Jyutsu Inc. San Alberto Scottsdale, Arizona U.S.A.

Für dieses Buch:
Ausarbeitung Jin Shin Jyutsu

Peter Bahn

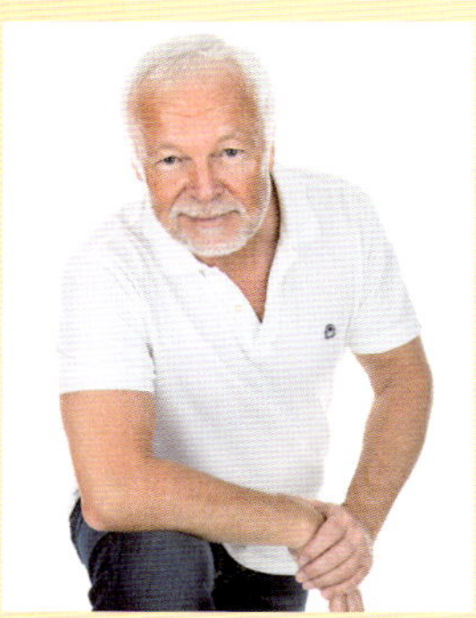

Jahrgang 1949, Heilpraktiker, Ärztl. gepr. Gesundheitsberater GGB, autorisierter Dorn-Therapeut und Ausbilder, Lehrbeauftragter der Berufsfachverbände Freie Heilpraktiker e.V. Düsseldorf und Heilpraktiker Berufs-Bund Waldeck, Dozent WBA®-Akademie, Au/Zürich, Autor des Lehrbuches „Atlas der Dorn-Therapie"
Für dieses Buch: Idee und Koordination

Weitere Informationen
Praxis für Naturheilkunde
Teichgraben 8, 53757 Sankt Augustin
Tel. 02241/29221
Fax 02241/923949
E-Mail: info@bahn-naturheilpraxis.de
Internet: www.bahn-naturheilpraxis.de

Gemeinsamkeiten Dorn-Therapie & Jin Shin Jyutsu

Als aufmerksamer Leser wird Ihnen nicht entgangen sein, dass in beiden Therapien im Rahmen der Selbsthilfe unsere Hände zum Einsatz kommen und auf jegliche Verwendung von Apparaten und Medikamenten verzichtet wird.

Somit ist die Selbsthilfe zu jeder Zeit und an jedem Ort anwendbar.

Dorn-Therapie und Jin Shin Jyutsu nehmen jede für sich, in der Kombination jedoch noch intensiver und effizienter, Einfluss auf den Stoffwechsel, die Organe, die Gelenke, die Muskulatur, die Faszien, das spinale und periphere Nervensystem und – ganz wichtig – auf das Fließen und die Harmonisierung der menschlichen Energie. In Anlehnung an ein Zitat des Arztes Michael Schlaadt zur Dorn-Methode könnte es auch so auf den Punkt gebracht werden:

„Dorn-Methode und Jin Shin Jyutsu sind deshalb so wertvoll, weil sie aus der Intelligenz der Intuition geboren und nicht aus dem medizinischen Intellekt entwickelt wurden."

Allgemeine Hinweise

Die Möglichkeiten der Selbsthilfe insbesondere im Jin Shin Jyutsu sind äußerst vielfältig und es würde eindeutig den Rahmen sprengen, sie alle in diesem Buch vorzustellen. Insbesondere die detaillierte Beschreibung der erwähnten Organströme ist sehr komplex und bleibt daher der weiterführenden Literatur vorbehalten.

Das Fachwissen basiert auf langjähriger eigener Erfahrung und der intensiven Zusammenarbeit mit der Jin Shin Jyutsu-Praktikerin und Selbsthilfe-Lehrerin Friedl Weber (siehe Literaturempfehlungen).

Hinweis

Es gibt im Jin Shin Jyutsu 12 Organströme, jeweils rechts und links, wobei die Organpaare Blase/Niere und Leber/Galle einen größeren Anteil im Bewegungssystem einnehmen. Blasen- und Nierenfunktionsenergie-Ströme sind unentwegt mit dem Aufbau unserer Muskeln und dem allgemeinen Fluss des Lebens beschäftigt und die Leber und Gallenblasenenergie ist zuständig für Sehnen, Bänder, Gelenke und ganz allgemein für die Geschmeidigkeit und Handlungsfähigkeit.

Es handelt sich bei den vorgestellten Selbsthilfeübungen um einen kleinen, sehr effektiven Auszug aus dem gesamten Spektrum der japanischen Heilkunst, der hilft, Gesundheit und Lebensqualität eigenhändig zu unterstützen.

Beziehungen zwischen Wirbeln und organischen sowie psychischen Beschwerden

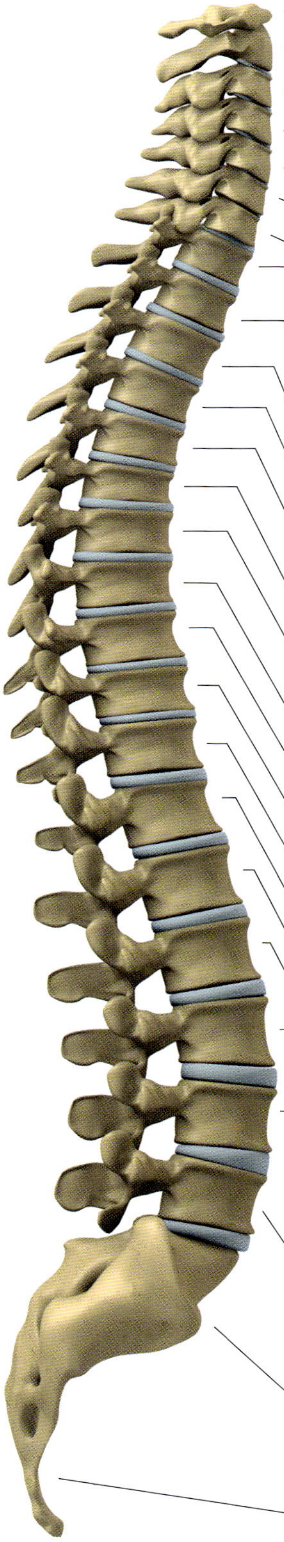

Wirbel	Organische Beschwerden	Psychische Beschwerden	
Atlas (C1)	Kopfschmerzen, Bluthochdruck, Migräne Gedächtnisstörungen, chronische Müdigkeit, Schwindel	Kronen-Chakra: fehlende „Übersicht", Probleme mit dem Schöpfer, will alles mit dem Kopf erfassen	Halswirbelsäule
Axis (C2)	Nebenhöhlenbeschwerden, Polypen, Augenleiden, Hörstörungen, Ohrenschmerzen	Stirn-Chakra: fehlende „Weitsicht", will nicht hinsehen oder überfordert den Sehsinn	Halswirbelsäule
3. Halswirbel (C3)	Gesichtsnervschmerzen, Neuralgie, Pickel, Akne, Zahnschmerzen, schlechte Zähne, Karies, Zahnfleischbluten, Tinnitus (Ohrengeräusche)	Will nicht zuhören, hat keinen festen Standpunkt, schwankend, verliert den Halt, Schuldgefühle	Halswirbelsäule
4. Halswirbel (C4)	Dauerschnupfen, Katarrh, Gehörverlust, Polypen, aufgesprungene Lippen, verkrampfte Lippenmuskulatur	Wie bei C3	Halswirbelsäule
5. Halswirbel (C5)	Heiserkeit, Halsschmerzen, chronische Erkältung, Kehlkopfentzündung	Hals-Chakra: kann nicht gut reden, kann sich nicht durchbeißen, Kloß im Hals	Halswirbelsäule
6. Halswirbel (C6)	Mandelentzündung, Krupp, Keuchhusten, steifes Genick, Oberarmschmerzen, Kropf	Wie bei C5	Halswirbelsäule
7. Halswirbel (C7) Vertebra prominens	Schilddrüsenerkrankungen, Erkältungen, Schleimbeutelerkrankungen in der Schulter, Depressionen, Ängste	Lässt sich demütigen, fühlt sich unterdrückt, leidet still, wehrt sich nicht	Halswirbelsäule
1. Brustwirbel (Th1)	Schulterschmerzen, Nackenverkrampfung, Schmerzen in Unterarm und Hand, Sehnenscheidenentzündung im Unterarm, Tennisarm, pelziges Gefühl in den Fingern/Händen	Überlastet sich gerne, Schultern tragen viel, macht alles selbst	Brustwirbelsäule
2. Brustwirbel (Th2)	Herzbeschwerden, Rhythmusstörungen, Ängste, Schmerzen im Brustbein	Herz-Chakra: kann nicht liebevoll sein, verschließt sein Herz, hartherzig, freudlos	Brustwirbelsäule
3. Brustwirbel (Th3)	Bronchitis, Grippe, Rippenfellentzündung, Lungenentzündung, Husten, Atembeschwerden, Störungen im Brustbereich, Asthma	Will nichts für sich, stellt sich zurück, will nicht durchatmen, keine eigene Meinung; oder das Gegenteil: geizig, egoistisch, gibt den Atem nicht her	Brustwirbelsäule
4. Brustwirbel (Th4)	Gallenleiden, Gallensteine, Gelbsucht, seitliche Kopfschmerzen (im Bereich des Gallenblasenmeridians)	Innere Wut, lässt nichts raus, zielstrebig, verbittert, hart zu sich selbst	Brustwirbelsäule
5. Brustwirbel (Th5)	Leberstörungen, niedriger Blutdruck, Kreislaufschwäche, Blutarmut, Müdigkeit, Gürtelrose, Arthritis	Sorge um andere, Probleme mit dem „inneren Kind", vernachlässigt eigene vitale Interessen, immer traurig, weint viel	Brustwirbelsäule
6. Brustwirbel (Th6)	Magenbeschwerden, Verdauungsstörungen, Sodbrennen, Diabetes mellitus, Pankreasstörungen	„Schluckt" viel, lässt nichts raus, inneres Aufbäumen; verliert sich in Süchte: z. B. Essen und Trinken	Brustwirbelsäule
7. Brustwirbel (Th7)	Zwölffingerdarmgeschwüre, Magenbeschwerden, Schluckauf; bei Fehlstellung des Wirbels über längere Zeit: z. B. Vitaminmangel, Schwächegefühl	Wie bei Th6	Brustwirbelsäule
8. Brustwirbel (Th8)	Milzprobleme, Abwehrschwäche	Energie-Chakra: macht sich Sorgen, starr, lässt den Fluss des Lebens nicht zu	Brustwirbelsäule
9. Brustwirbel (Th9)	Allergien, Nesselausschläge	Unterdrückt die eigene Aggressivität, macht Vorwürfe, wird „allergisch"	Brustwirbelsäule
10. Brustwirbel (Th10)	Nierenprobleme, unzureichende Salzausscheidung, Arterienverkalkung, chronische Müdigkeit	Beziehungsprobleme mit Eltern, Ehepartner, Kindern, Kollegen, Nachbarn, Mitmenschen u. a.	Brustwirbelsäule
11. Brustwirbel (Th11)	Pickel, raue Haut; Hauterkrankungen wie Akne, Ekzeme, Furunkel, Schuppenflechte (viel trinken)	Kontaktprobleme, Unsicherheit, sieht immer die eigenen Schwächen, ängstlich, Beziehungsängste	Brustwirbelsäule
12. Brustwirbel (Th12)	Dünndarmstörungen, Blähungen, Rheuma, Wachstumsstörungen, Unfruchtbarkeit	Neuanfang fällt schwer, ängstlich, kann nicht loslassen	Brustwirbelsäule
1. Lendenwirbel (L1)	Dickdarmstörungen, Darmdurchblutungsstörungen, Verstopfung, Durchfall, Darmträgheit	Neuanfang fällt schwer, ängstlich, kann nicht loslassen	Lendenwirbel
2. Lendenwirbel (L2)	Blinddarmreizung, Bauchkrämpfe, Übersäuerung, Krampfadern	Verkrampft sich schnell, Panikgefühle	Lendenwirbel
3. Lendenwirbel (L3)	Schwangerschafts-, Menstruations-, Wechseljahrbeschwerden; Blasenleiden, Knieschmerzen, Impotenz, Bettnässen	Sexual-Chakra: Sexualprobleme, Trägheit im „Verdauen", fehlende Geborgenheit, Schuldgefühle	Lendenwirbel
4. Lendenwirbel (L4)	Ischialgie, Hexenschuss, Prostatastörungen, schmerzhaftes oder zu häufiges Harnlassen (Wichtig: Die schmerzende Gesäßmuskulatur mit Öl weichmassieren!)	Wie bei L3	Lendenwirbel
5. Lendenwirbel (L5)	Durchblutungsstörungen der Unterschenkel und Füße, kalte Füße, Wadenkrämpfe, Schwellungen der Füße und Beine	Wie bei L3	Lendenwirbel
Kreuzbein	Ischialgie, Unterleibsprobleme, chronische Verstopfung, Schmerzen in Beinen und Füßen	Wie trage ich die „Last des Lebens"? Problem: Beinlängendifferenz, Beckenschiefstand, sitzt schlecht bzw. zu viel im Auto, Beine „übereinander schlagen"	Kreuz-/Steißbein
Steißbein	Hämorrhoiden, Afterjucken, Schmerzen beim Sitzen	Basis-Chakra: wenig Verbindung zur „Mutter Erde"	Kreuz-/Steißbein

Aufteilung des Buches

Jedes Kapitel beginnt zunächst mit dem Bereich „Dorn-Methode“, danach folgt die passende und ergänzende Übung aus dem Jin Shin Jyutsu. Für eine bessere Lesbarkeit und klarer Übersicht der beiden Therapieformen wurde der Teil „Jin Shin Jyutsu“ farblich hervorgehoben.

1. Beinlängen/Becken

Anatomie

Das Becken hat als Basis der Wirbelsäule und als Verbindungsglied zwischen Rumpf und Beinen eine besondere Bedeutung. Die Beckenstellung beeinflusst wesentlich die Form der Wirbelsäule. Die richtige Balance sowohl des Beckens als auch deren stabilisierende Muskulatur ist die Grundlage für die aufrechte Körperhaltung. Sind die Muskelzüge in diesem Bereich vom Seitenvergleich her unterschiedlich, so kommt es zu einer Beinlängendifferenz.

Der Beckenring besteht aus mehreren Teilen, dem Hüftbein und dem Kreuzbein (Os sacrum). Das Hüftbein seinerseits wird durch das Darmbein (Os ilium), das Sitzbein (Os ischii) und das Schambein gebildet. Vorne wird der Beckenring durch die Schamfuge (Symphyse) geschlossen.

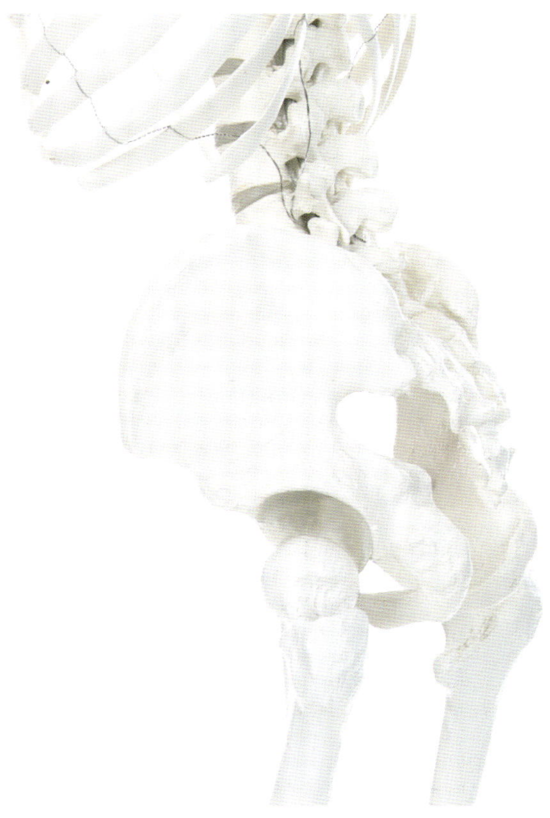

1.1 Beinlängenkontrolle

Da eine Selbstkontrolle der Beinlängen alleine schwer zu gestalten ist, empfiehlt es sich diese von einem Dorn-Therapeuten oder seinem Partner durchführen zu lassen. Deswegen nachfolgend als Partnerübung beschrieben.

Wenn der Therapeut zwischen den Beinen das Gesicht des Patienten sehen kann, welches gerade liegen sollte, muss die Nase des Patienten in der Mitte zwischen den gestreckten Beinen des Patienten liegen – Kimme-und-Korn-Prinzip.

Eine etwas nach vorne gekippte Fußsohle, die nicht parallel zur anderen steht, weist auf Probleme im Iliosakralgelenk hin. Zudem ist an der Seite mit dem kürzeren Bein ersichtlich, dass sich der Fuß in fast allen Fällen nach innen senkt, d. h. die Inversion wird verstärkt. Dies geschieht über die Fehlstatik, da der Fuß an der kürzeren Beinseite mit der Außenkante den Beinlängenunterschied im Verhältnis zur längeren Seite ausgleicht. Dadurch wiederum entsteht eine höhere Tendenz zum Einknicken des Fußes an der kürzeren Seite, wie bereits erwähnt.

Um Überspannungsreaktionen auf den unteren Lendenwirbelsäulenbereich zu vermeiden, sollten die Beine nacheinander wieder abgelassen werden. Dazu sind sie im Kniegelenk anzuwinkeln und dann nacheinander abzulegen.

Alternativ kann der Anwender auch selber eine Beinlängendifferenz erspüren, wobei es schwierig ist das längere vom kürzeren Bein zu unterscheiden. Dies geschieht im Stehen mit geschlossenen Augen. Ist der Druck auf beide Fußsohlen gleich, so scheint keine Beinlängendifferenz vorzuliegen. Ist dies nicht so, sollte die Übung zur Beinlängenkorrektur durchgeführt und anschließend wieder im Stehen nachgespürt werden.

Auch ein Zweiwaagentest ist, anhand der oftmals erheblichen differenten Gewichtsangaben beider Waagen, sehr anschaulich. Die Vorgehensweise ist dieselbe wie oben bereits beschrieben.

Untersuchung zur Beinlängenkontrolle

Der Therapeut oder Partner stellt sich ans Fußende der Behandlungsliege und umfasst mit den Mittel- und Ringfingern die Knöchel. Die Daumen liegen in der Fußwölbung am Fersenballenanfang.

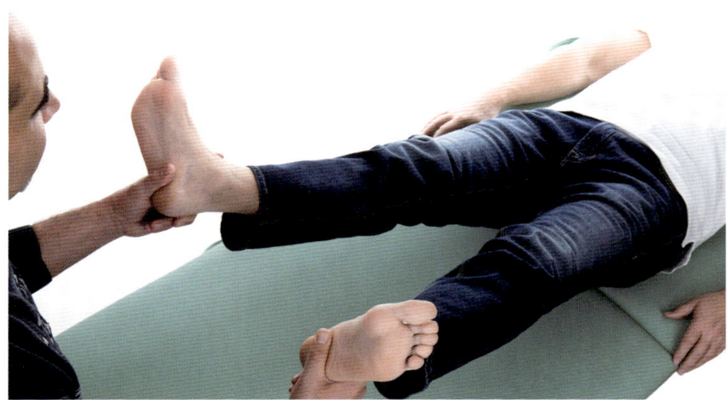

Die Daumen drücken nun zum Patienten (proximal) hin. Unter diesem Druck werden die beiden Beine im leichten Halbkreis über außen nach oben gebracht. Dabei atmen Patient und Therapeut aus. Die Beine kommen nebeneinander fast senkrecht (70–80°) zum Stehen. Die Differenz ist nun an den Daumen und an den Knöcheln bzw. den unterschiedlichen Fußsohlenhöhen zu erkennen.

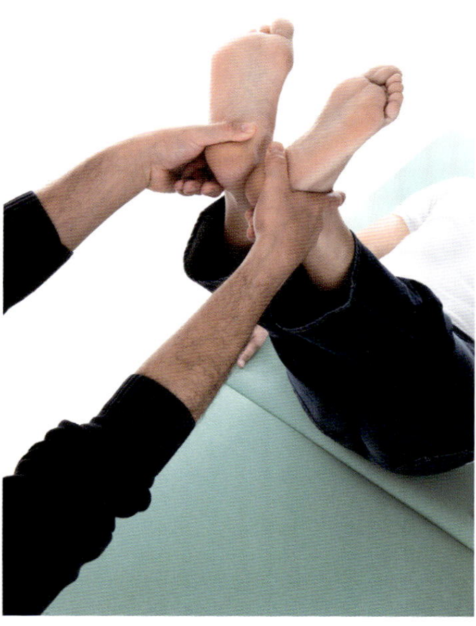

1.2 Beinlängenkorrektur

Vorab ist festzustellen, dass nur variable, funktionelle Beinlängendifferenzen im Rahmen der Selbsthilfe korrigiert werden können, also solche die durch Unfall, Fehlbelastung und Fehlhaltung entstanden sind. Ursachen sind kontraproduktive Bewegungsmuster im Sport, bei der Haus- oder Gartenarbeit, im Beruf etc. Anatomische Beinlängendifferenzen in Folge von Frakturen im Becken, der unteren Extremitäten oder ein genetisch bedingter Defekt bedürfen einer schuhorthopädischen Korrektur; sie sind also nicht manuell zu korrigieren.

Eigenübung

Der Anwender liegt auf dem Rücken und winkelt das Bein, welches er behandeln möchte, jeweils im 90°-Winkel im Hüftgelenk und im Kniegelenk ab. Das Bein ausrichten, so dass es in einer geraden Linie angewinkelt ist. Beim rechten Bein liegt seine rechte Hand, beim linken Bein seine linke Hand etwas unterhalb der Gesäßfalte an.

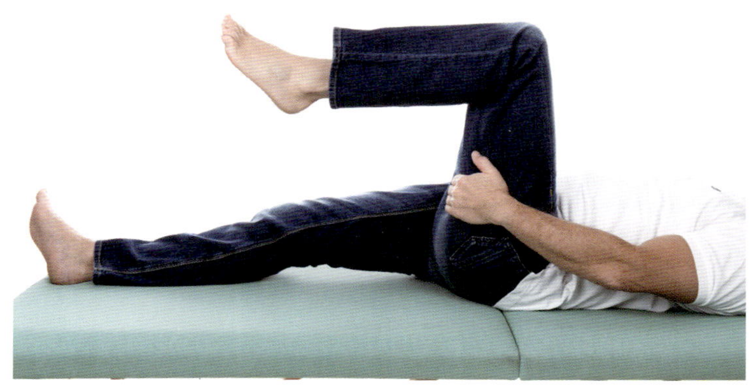

Nun wird das Bein gegen den Widerstand der Hand hingelegt, wobei der Anwender ausatmet.

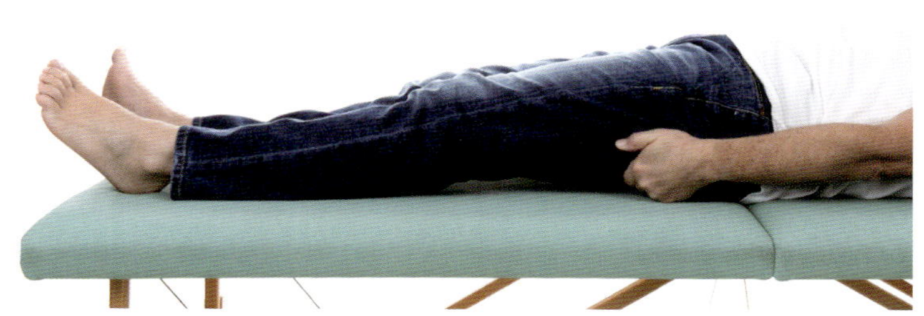

Ein schmales, längs gefaltetes Handtuch wird etwas unterhalb der Gesäßfalte gelegt, die Enden in beide Hände genommen und beim Ablegen des Beines nach oben in Richtung Kopf (cranial) angezogen (außen etwas stärker). Dabei ist unbedingt darauf zu achten, dass der Zug beim Ablegen des Beines bis zuletzt stattfindet, das Bein auch wirklich ganz abgelegt wird und das Handtuch nicht verrutscht. Die Hände werden dabei immer in Höhe des Nabels gehalten.

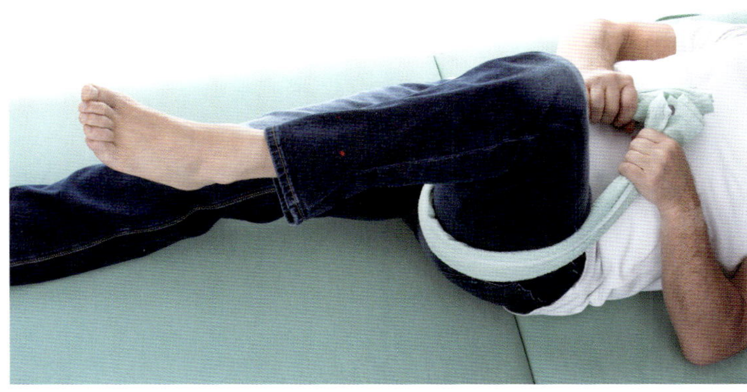

Beim Streckvorgang bitte langsam und gleichmäßig ausatmen, denn so kann sich die Muskulatur besser entspannen.

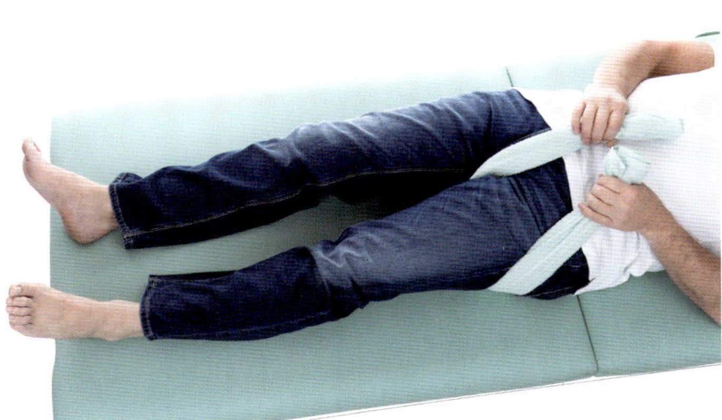

Das Handtuch kann zum besseren Halt auch über Kreuz genommen werden. Vorteile dieser Variante: Sie wirkt 3-dimensional, d.h. alle Seiten werden berücksichtigt, es ist mehr Zug auf die Muskulatur möglich und der Ablauf ist etwas kontrollierter.

Ein Handtuch neben dem Bett ist eine gute Erinnerung daran, diese Übung abends und/oder morgens im Bett zu absolvieren.

Wird die Übung mit einer **Außenrotation im Hüftgelenk** durchgeführt, so ist die Übung am effektivsten, da alle die Hüfte umgebenden, stabilisierenden Bänder und Muskeln mit angesprochen werden.

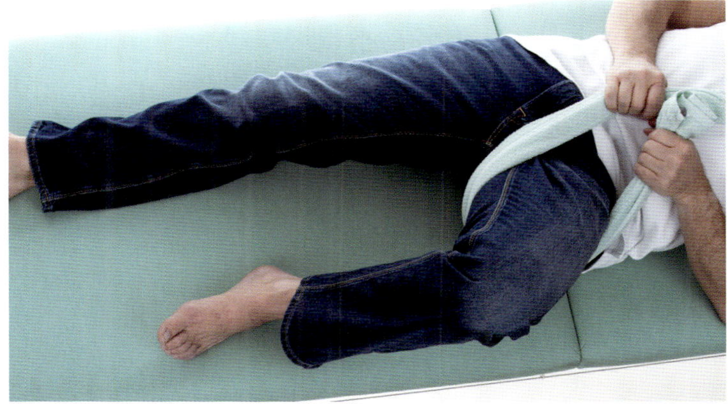

Oder – im Stehen, die kleine Übung zwischendurch: Bein anheben, den 90°-Winkel beachten, die Hand oberhalb der Gesäßfalte legen und dann beim Ausatmen gegen den Widerstand der Hand das Bein abstellen. Perfekt nach längeren Autofahrten, besonders für alle, die von Berufs wegen fahren, wie Taxifahrer, Kraftfahrer, Außendienstler etc.

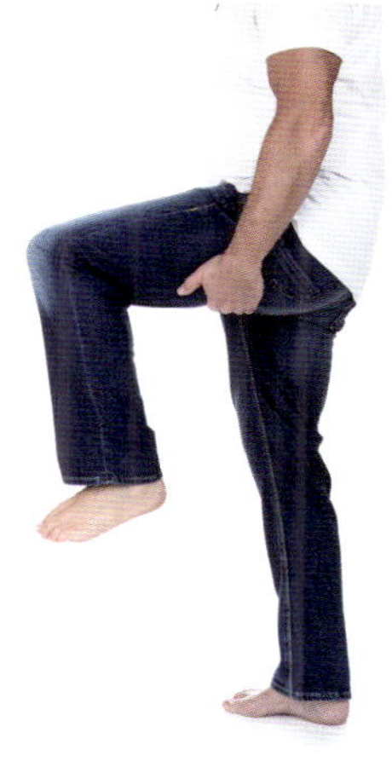

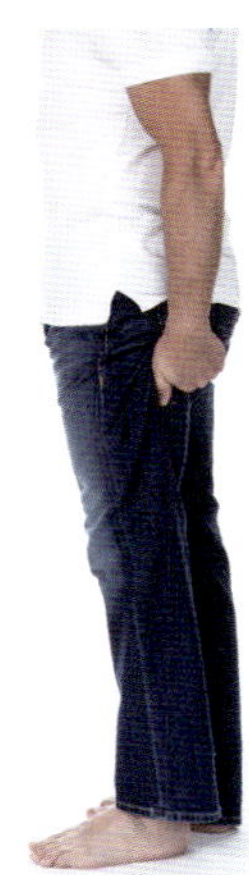

Diese Variante ist sehr empfehlenswert vor sportlicher Aktivität. Ein ausgeglichenes Becken führt über ein harmonisches Zusammenspiel der Muskeln zu einer optimalen Statik. Das vergrößert die Muskelkapazität und ermöglicht eine bessere Sauerstoffaufnahme der Muskulatur, da einseitiges Erschlaffen oder Belasten unterbleiben. Das Verletzungsrisiko, besonders bei Sportlern, wird so zusätzlich durch ein Richten der Gelenke und die gleichmäßige Belastung der Strukturen gemindert.

Alternativ kann die **Beinlängenkorrektur mit der Faust** vorgenommen werden.

Hierzu winkelt der Patient im Liegen Hüft- und Kniegelenk zu einem 90°-Winkel an. Bei dieser Variante legt der Patient die Innenseite der Faust unterhalb des großen Rollhügels (Hüftknochen/Tochanter major) am seitlichen Oberschenkel an, drückt Richtung Körpermitte und legt gleichzeitig beim Ausatmen das Bein nach unten komplett ab.

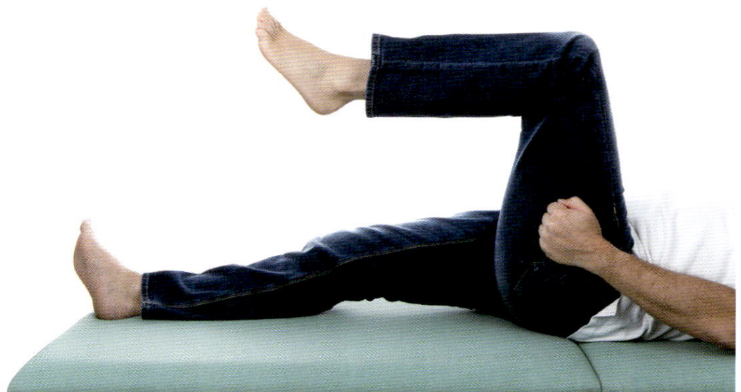

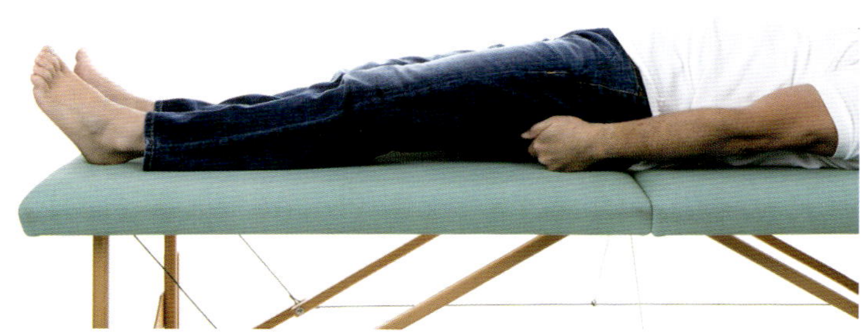

Diese Übung ist besonders für Menschen geeignet, die ihre Hand nicht richtig öffnen oder nicht bis zur Gesäßfalte im Liegen greifen können.

Beim Beinlängenausgleich sollte bei TEP Patienten (Totalendoprotesen operierten Patienten) auf jeden Fall eine Innenrotation des Hüftgelenks vermieden werden, da sonst das Hüftgelenk luxiert (ausgehebelt) werden kann (besonders bei instabilen Hüftgelenken).

Bei jeder Variante dieser Übung wird der Akupressurpunkt 36 auf dem Blasenmeridian aktiviert, der in der Mitte der Gesäßfalte liegt und der eine gleichmäßige Durchblutung der Beine aktiviert. Da auch hier, wie bei allen anderen Korrekturen durch die Dorn-Methode, keine Abnutzung der Gelenke stattfindet, vielmehr die Übungen einen weiteren Verschleiß verhindern, kann diese unbedenklich beliebig oft täglich wiederholt werden. Die Kraft sollte aber immer dosiert angewandt werden. Die richtige Ausführung der Technik ist entscheidend.

Jin Shin Jyutsu – Allgemeine Empfehlung

Die Hauptquelle unseres energetischen Systems ist der Mittelstrom, auch Zentralstrom genannt. Er beginnt an der Schädelbasis, fließt von dort durch den Kopf nach vorne, die Körpervorderseite hinunter und die Körperrückseite hinauf. Aus ihm entstehen alle anderen Ströme, die immer wieder in ihn einmünden, um sich zu regenerieren. Er fließt unentwegt, energetisiert unsere Wirbelsäule und versorgt jede einzelne Zelle. Unsere Steuerungszentrale im Kopf, das gesamte Drüsensystem, alle Gedanken und Gefühle, alles was unser Dasein ausmacht, wird von diesem Strom genährt. Dieser wichtige zentrale Strom sowie das Halten der Finger sind bestens geeignet unser energetisches System allumfassend zu harmonisieren. Sie alleine sind ausreichend auf vielfältige Symptome positiven Einfluss zu nehmen. Zur Prophylaxe ist es daher sehr von Vorteil den Mittelstrom täglich zu praktizieren.

Die Hände werden auf den jeweiligen Energiefeldern sanft abgelegt. Es wird nicht gedrückt oder massiert. Nach einigen Minuten ist wie bei allen anderen Ström-Griffen häufig ein Pulsieren unter den Fingern zu spüren, was darauf hinweist, dass sich Energiebahnen neu sortieren.

Dafür gehen wir wie folgt vor:

Schritt 1

Rechte Hand auf den Kopf legen, wo sie bis einschließlich Schritt 7 bleibt. Linke Hand auf die Mitte der Stirn legen. Hat Einfluss auf Hypothalamus, Epiphyse, Gedächtnis, Emotionen und klare Sicht.

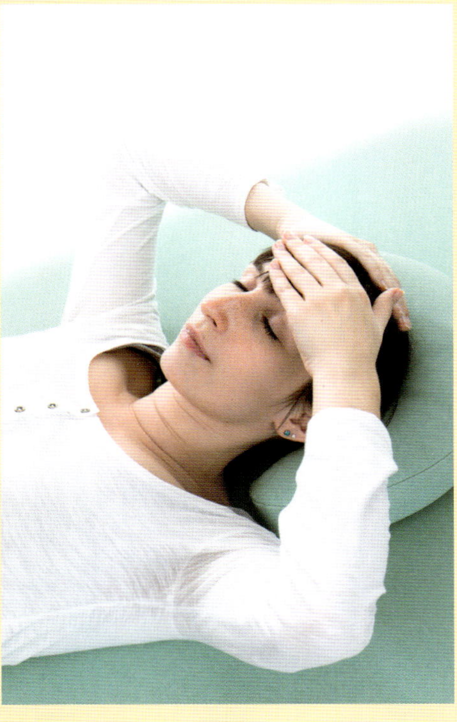

Schritt 2

Linke Hand wandert zur Nasenspitze, unterstützt Fortpflanzungsorgane und Nasennebenhöhlen.

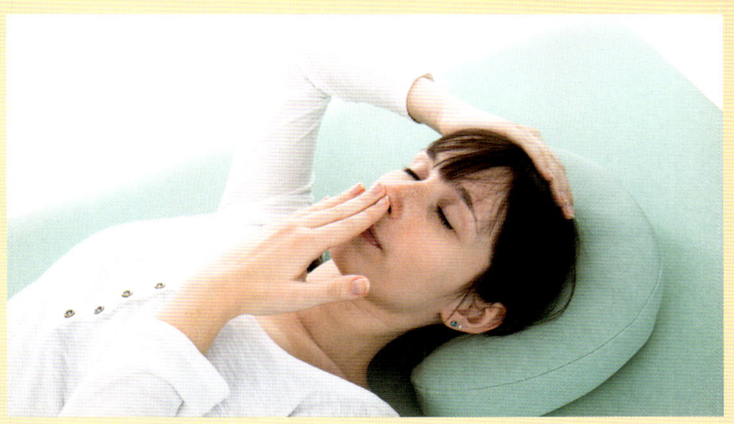

Schritt 3

Linke Hand geht zur Halskuhle. Dieser Bereich energetisiert Schilddrüse, Nebenschilddrüse, Kehlkopf und hilft der Anpassung an die Umwelt.

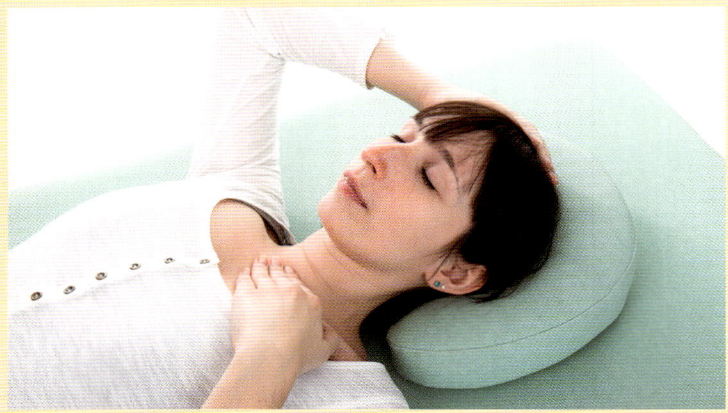

Schritt 4

Linke Hand wird auf die Mitte des Brustbeines gelegt. Unterstützt die Thymusdrüse, Wachstum und Entwicklung in jeder Form, Atmung, Immun- und Hormonsystem.

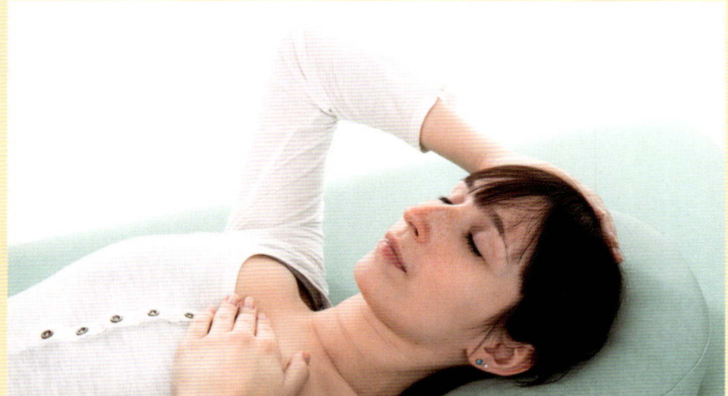

Schritt 5

Linke Hand wandert zur Brustbeinspitze. Stärkt alle Verdauungsorgane, die Handlungsfähigkeit und gibt das Gefühl vom Leben getragen zu sein.

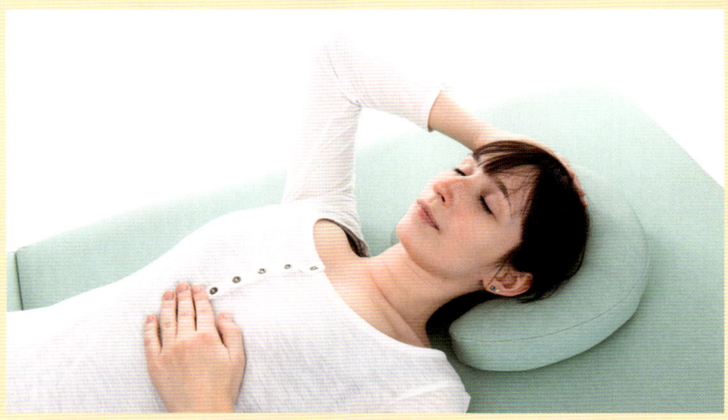

Schritt 6

Linke Hand geht zum Bereich über dem Nabel. Diese Stelle hat Einfluss auf Nebenniere, Nervensystem und Solarplexus.

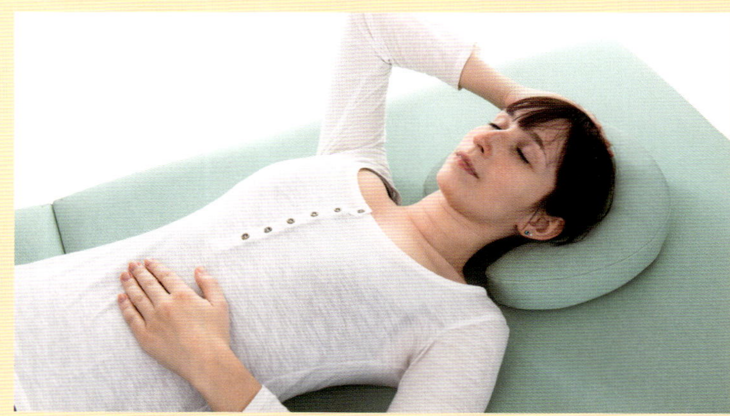

Schritt 7

Linke Hand wandert weiter zum Schambein. Stärkt das gesamte Rückgrat und die Fortpflanzungsenergie.

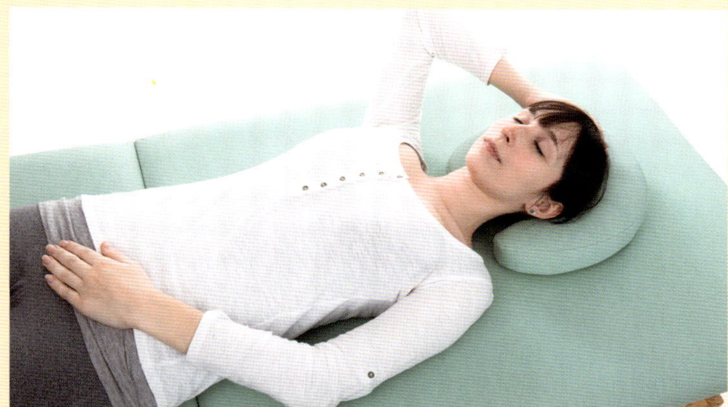

Schritt 8

Die rechte Hand wird nun vom Kopf genommen und unter den Steiß gelegt. Die linke Hand bleibt auf dem Schambein liegen. Dieser letzte Schritt unterstützt die Zirkulation des gesamten Stromes.

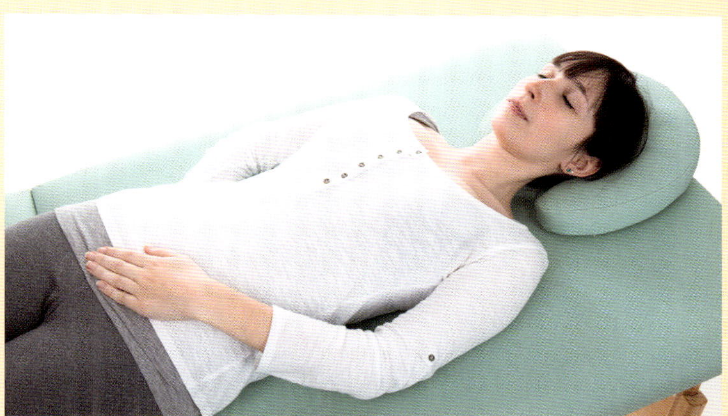

Vorgehen im Rahmen der Selbsthilfe

Die Physio-Philosophie von Jin Shin Jyutsu und ihre Behandlungsmöglichkeiten sind vielfältig. Ein kleiner Auszug hieraus, der sich mit den Selbsthilfeübungen der Dorn-Therapie kombinieren lässt, wird nachstehend vorgestellt.

Beinlängen/Becken

Das Halten der Leiste und des Steiß sorgt für energetische Durchlässigkeit und versorgt somit die Beine und den Rücken.

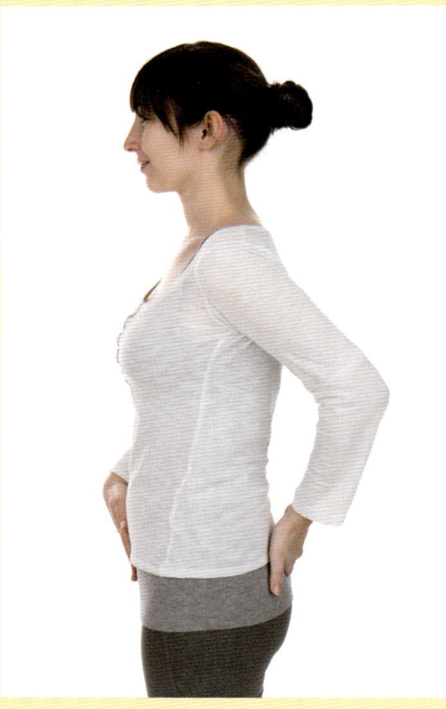

Die Hand in der Leiste abgelegt, löst ein sanftes, heilsames Vibrieren aus, das den gesamten Stoffwechsel belebt und damit auch unsere Selbstheilungskräfte stärkt. Die Hand auf dem Steiß unterstützt die nervale Versorgung des Beckens. Das Steißbein ist das allerletzte Ende der Wirbelsäule und sollte nicht mit dem darüber liegenden Kreuzbein verwechselt werden.

2. Kniegelenk

Anatomie

Das Kniegelenk ist das größte Gelenk des menschlichen Körpers. Es ist ein zusammengesetztes Gelenk, in dem der Oberschenkelknochen (Femur), das Schienbein (Tibia) und die Kniescheibe (Patella) in gelenkiger Verbindung stehen. Unterschieden wird in Femoropatellargelenk, zwischen Oberschenkelknochen und Kniescheibe, und Femorotibialgelenk zwischen Oberschenkelknochen und Schienbein. Durch die beiden Menisken werden die Gelenkflächen von Oberschenkel- und Unterschenkelknochen angepasst. Sie dienen als Puffer zwischen den Gelenken und die kraftaufnehmende Fläche wird so vergrößert.

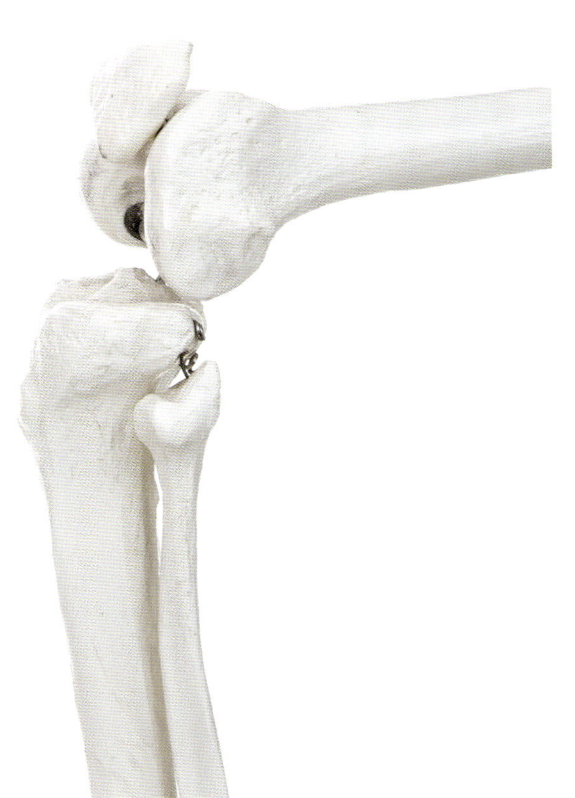

Eigenübung

Der Patient umfasst mit der einen Hand seine Wade unterhalb der Kniekehle. Die andere Handfläche wird direkt auf die Kniescheibe gelegt. Die Finger liegen also unterhalb der Kniescheibe. Der Standfuß bleibt die ganze Zeit flach am Boden. Unter Ausatmen Druck mit Wadenhand nach vorne und mit der anderen Hand auf die Kniescheibe ausüben. So wird sozusagen der Oberschenkel über den Unterschenkel gezogen. Dabei das Bein durchstrecken. Ein paar Mal wiederholen und dann das Bein wechseln.

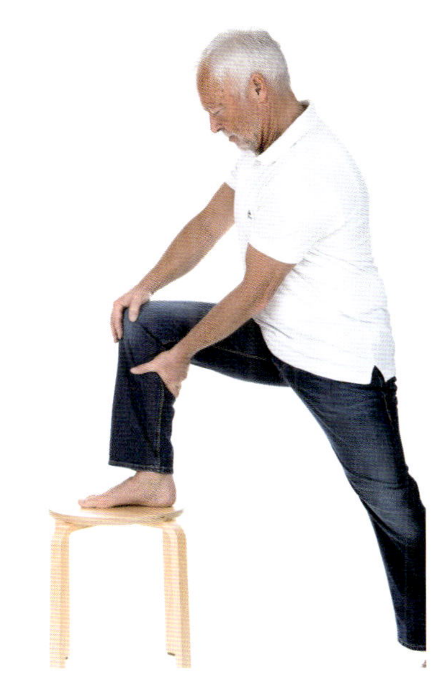

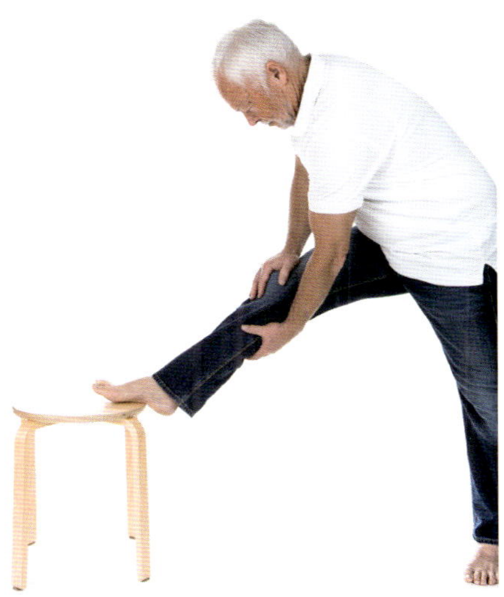

Eigenübung etwas rückenschonender:
Einen Stuhl an die Wand und den Fuß auf die Sitzfläche stellen. Ansonsten wie oben beschrieben.

Kniegelenk

Einfach und sehr wirksam ist hier das schmerzhafte Knie zu „sandwichen“.

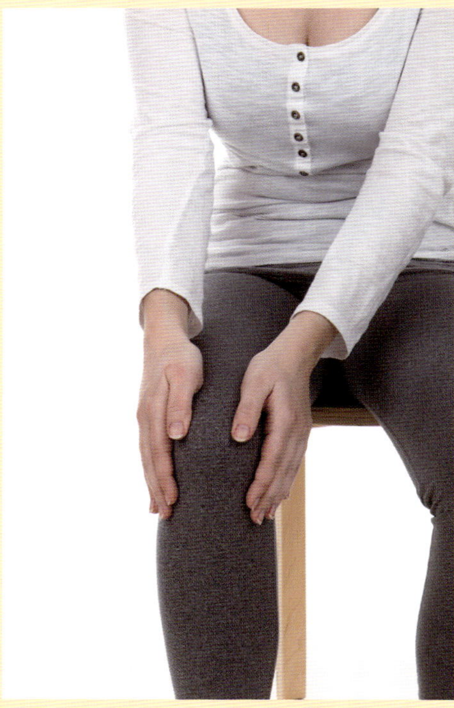

Die Energiefelder an der Innenseite des Knies sind mit allen anderen Feldern verbunden. Mit der Berührung dieses Feldes werden sämtliche Tiefen unseres Seins erreicht.

Nicht umsonst wird diese Stelle „Allgemeinmediziner“ oder „Urbeweger“ genannt. Bei dem Sandwich-Griff wird mit der anderen Hand gleichzeitig ein Feld erreicht, das sich um alles kümmert was aus dem Rhythmus geraten ist.

3. Sprunggelenk

Anatomie

Im oberen Sprunggelenk stehen das Schienbein (Tibia), das Wadenbein (Fibula) und das Sprungbein in gelenkiger Verbindung. Es ermöglicht das Heben der Fußspitze (Dorsalflexion) und das Senken der Fußspitze gegen die Fußsohle (Plantarflexion). Das untere Sprunggelenk hingegen ist für Umwendbewegungen wie das Heben des inneren (medialen) Fußrandes (Inversion) und des äußeren (lateralen) Fußrandes (Eversion) zuständig. Es besteht aus zwei Gelenken, die einerseits das Fersenbein (Calcaneus) und Sprungbein (Talus), andererseits das Sprungbein mit dem Kahnbein (Os naviculare) verbinden.

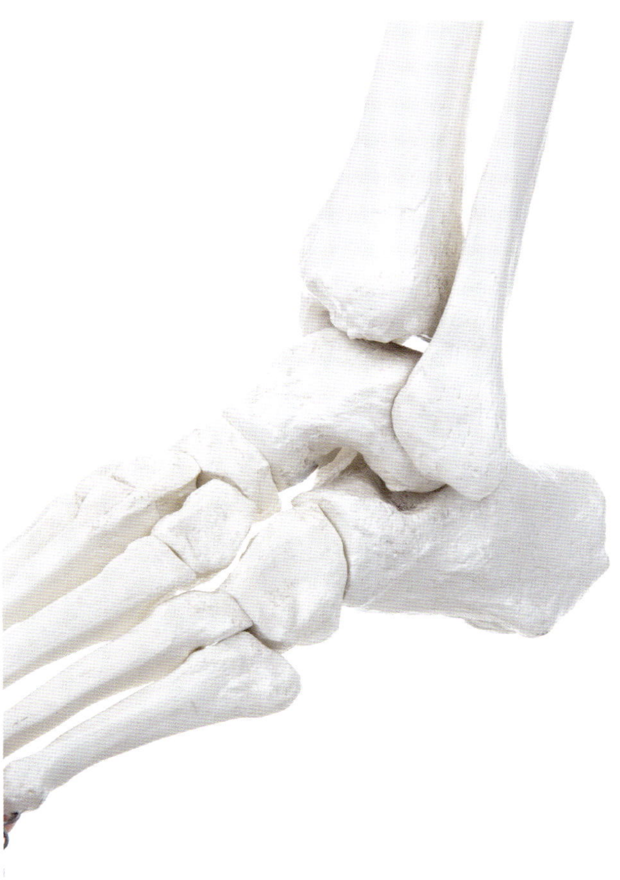

Eigenübung

Oberes Sprunggelenk

Etwas tiefer in eine Schrittstellung gehen. Die Hände übereinander etwas oberhalb des vorderen, angewinkelten Knies ohne Druck auf den Oberschenkel legen. Das Bein durchstrecken und dabei ausatmen. Wieder in die Ausgangsposition zurückgehen.
Bitte bei dieser Übung darauf achten, dass immer die ganze Fußsohle und die Zehen den Boden berühren und der Fuß gerade steht. Ein paar Mal wiederholen und dann das Bein wechseln.

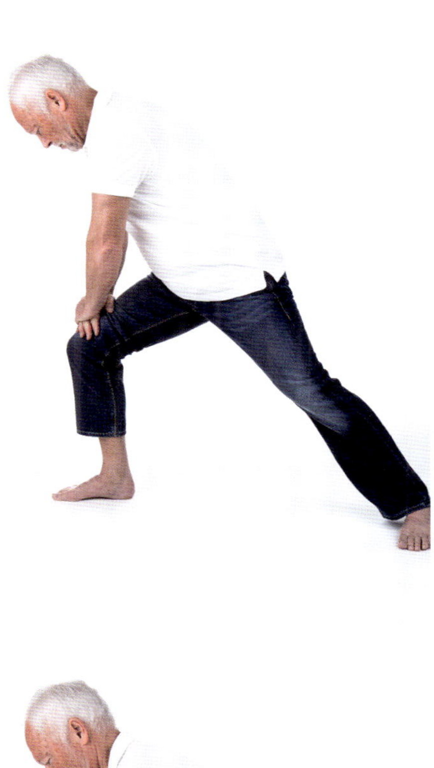

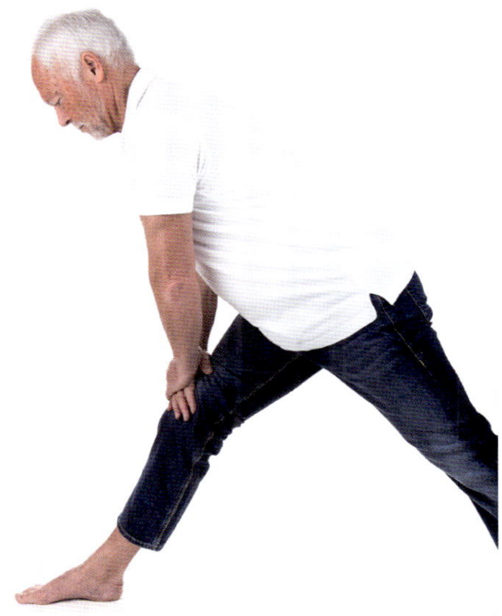

Unteres Sprunggelenk

Die Eigenübung funktioniert wie beim oberen Sprunggelenk, nur dass bei der Endstellung, kurz bevor das Kniegelenk ganz durchgestreckt ist, der Fuß abwechselnd einmal etwas mehr auf der Innenseite und einmal mehr auf der Außenseite belastet wird.

Auch für die Eigenübungen gilt die Regel:
„Aus der Abwinklung, tief ausatmen, Druck auf das Gelenk, zurück in die Normalposition!"

Sprunggelenk

Empfohlener Kurzgriff

Bei verstauchtem Fußgelenk das gegenüberliegende Handgelenk halten.

Beispiel: Bei Verletzung des rechten Sprunggelenks das linke Handgelenk.

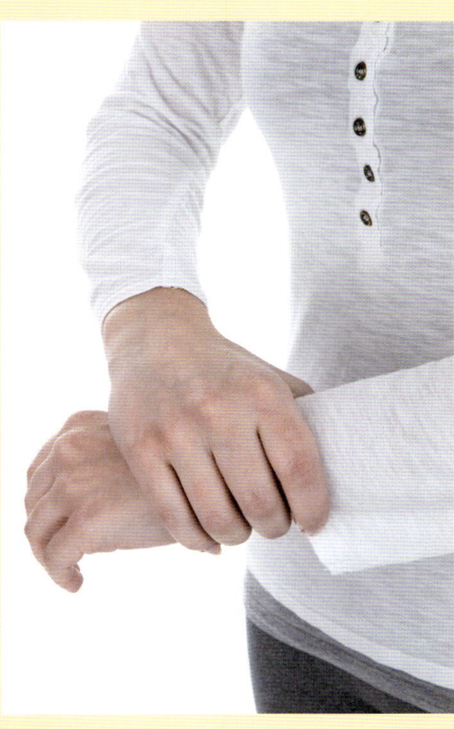

Auch sinnvoll

Den Mittelfinger der rechten oder linken Hand halten.

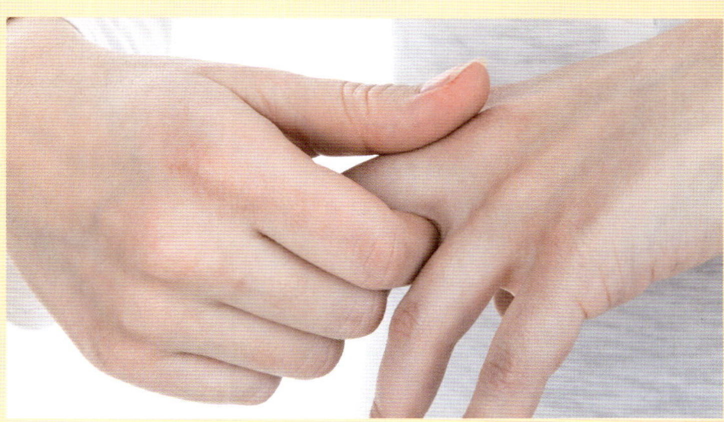

Der Mittelfinger ist u.a. auch mit den Organströmen für Leber und Galle verbunden, die wiederum Einfluss auf die Beweglichkeit haben und Gelenke, Sehnen und Bänder geschmeidig halten.

4. Zehengelenk

Anatomie

Unsere Füße bestehen aus einer Vielzahl von Knochen und Gelenken. Jeder Zeh, mit Ausnahme der Großzehe, besitzt drei Gelenke: das Grund-, Mittel- und Endgelenk (der Großzeh besitzt nur ein End- und ein Grundglied).

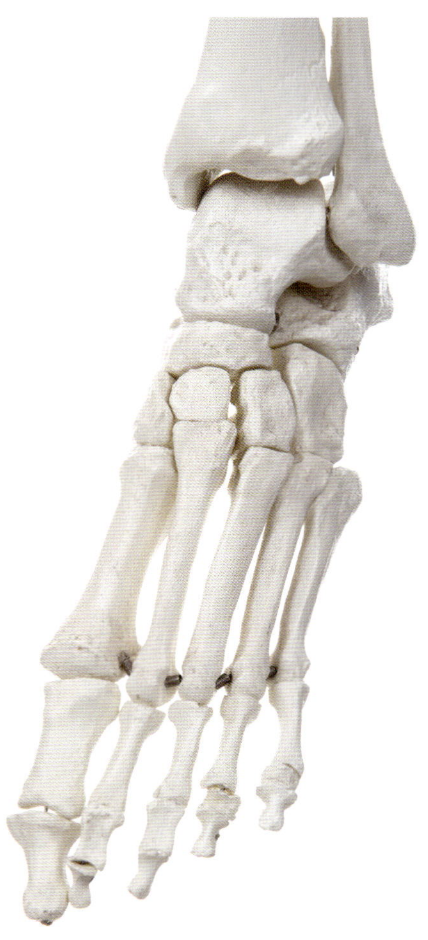

Eigenübung

Der Patient nimmt das Gelenk zwischen seine Finger und winkelt es im 90°-Winkel an. Dann übt er von beiden Seiten Druck darauf aus und öffnet es so weit wie möglich, indem der Zeh in die Streckung (180°) geführt wird. Dabei ausatmen. Ein paar Mal pro Gelenk wiederholen. Ausstreichen.

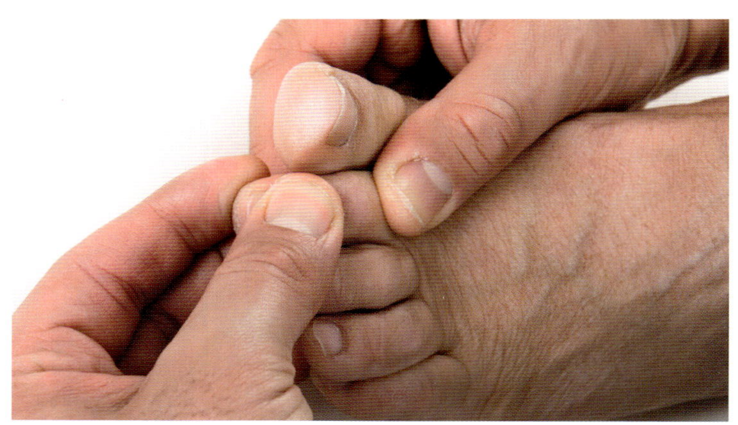

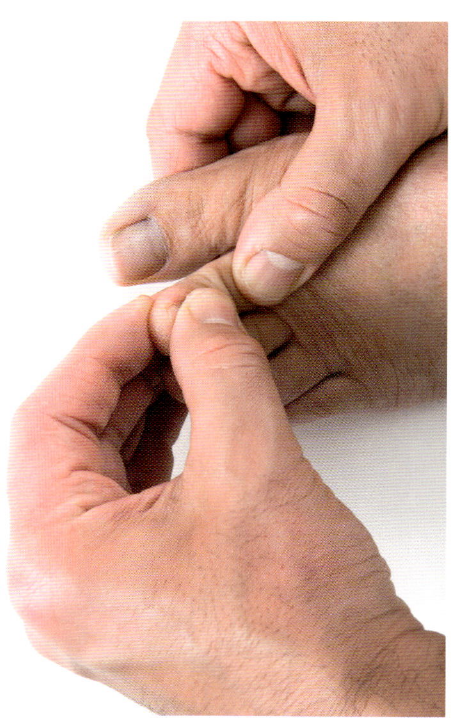

Hallux valgus der Großzehe

Der große Zeh wird mit den Fingern der einen Hand oberhalb des Mittelgelenkes abgebogen. Der Daumen der anderen Hand drückt von außen gegen die Deformität.

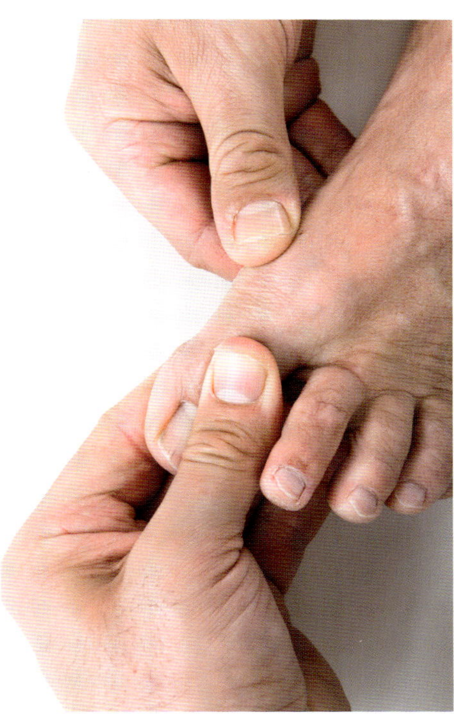

Nun wird unter Druck gegen die Erhebung nach innen und der Zeh nach außen geführt und dabei überstreckt. Mehrmals wiederholen.

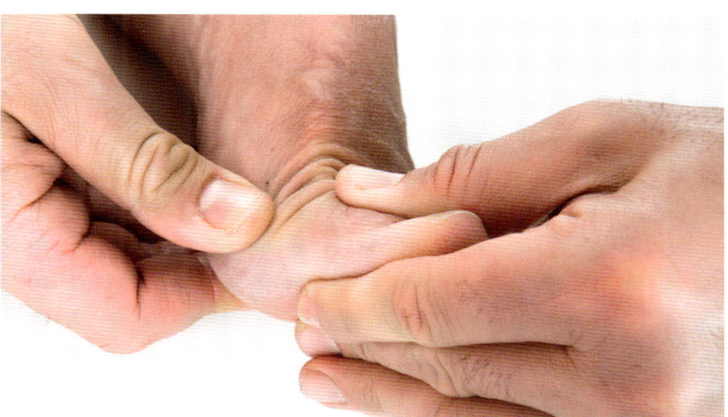

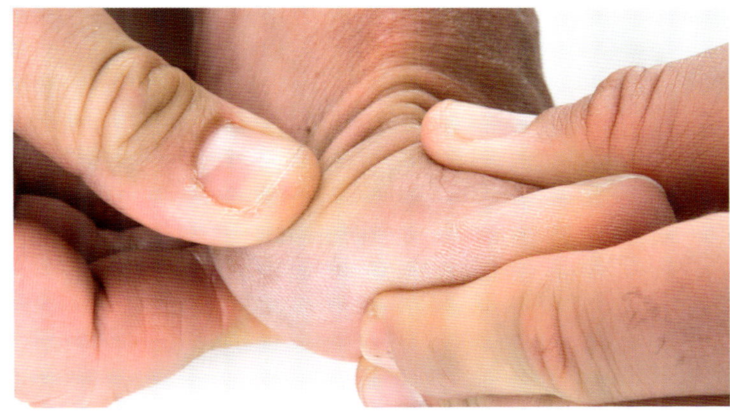

Zehengelenk

Besonders empfehlenswert ist der letzte Schritt des Mittelstroms (siehe Seite 17) insbesondere beim Hallux Valgus, sowie grundsätzlich bei allen Bein- und Fußproblemen.

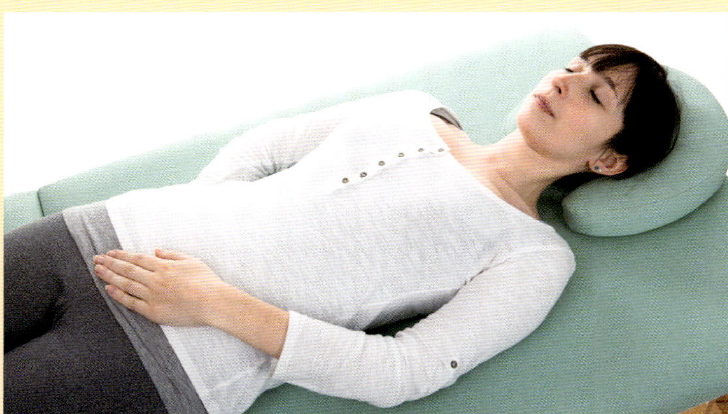

Im Schambein-Steißbein-Bereich kreuzen viele Energiebahnen. Sehr häufig kommt es dabei zu Stauungen, die die Zu- und Abläufe zu allen Funktionen der Beine beeinträchtigen.

Außerdem zu empfehlen: Der Selbsthilfegriff für den Finger-Zehen-Strom (siehe Seite 47).

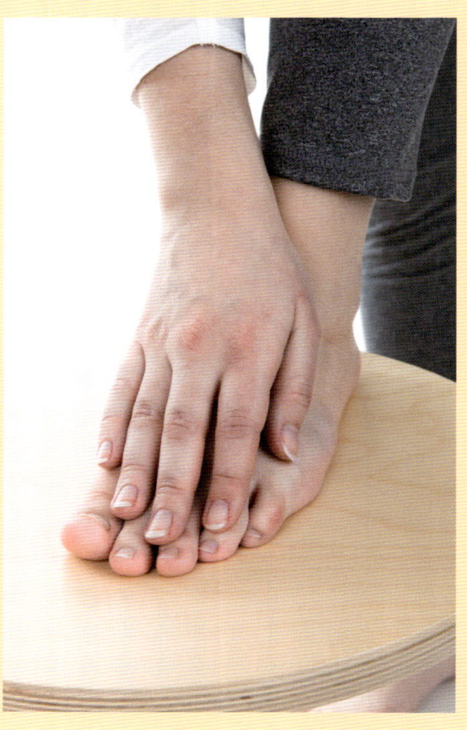

Durch das Verbinden der Finger und Zehen werden die diagonalen Energieströme unterstützt und sämtliche Zellen, Gewebeschichten, Knochen und Wirbel erreicht.

5. Kreuzbein/Iliosakralgelenk (ISG)

Anatomie

Die Iliosakralgelenke (Kreuzbein-Darmbein-Gelenke) bestimmen zusammen mit den Hüftgelenken die Ausrichtung des Körpermittelpunktes.
Die ISGs sind die elastischen Verbindungen zwischen dem Kreuzbein (Os sacrum) und den Darmbeinen (ossa ilia).

Am unteren Ende der Kreuzbeinplatte schließt sich das Steißbein an, das rudimentär eine Verwachsung von mehreren Wirbelkörpern ist.

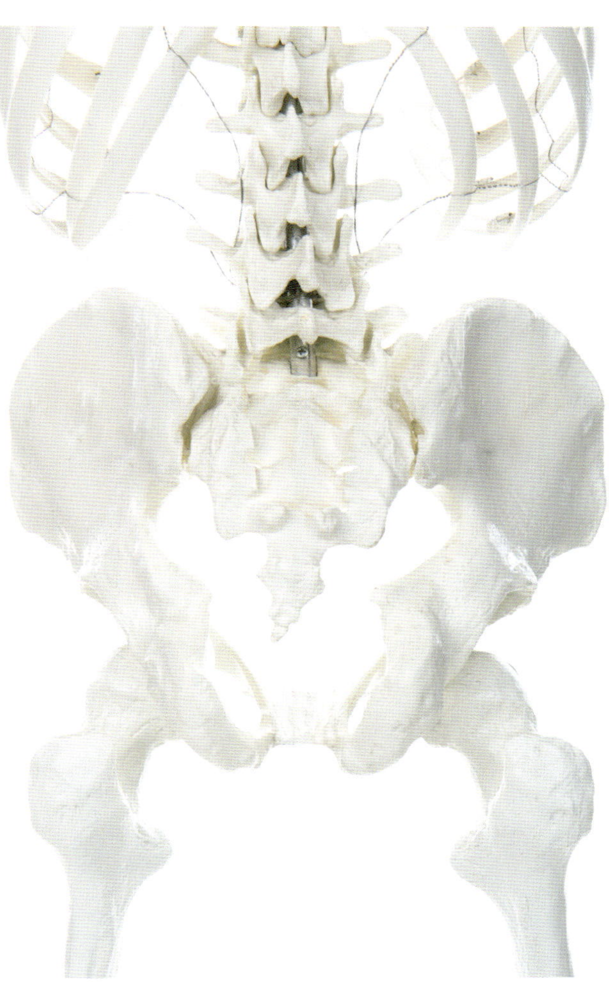

Ursachen – Zusammenhänge

Die Iliosakralgelenke liegen auf dem Blasenmeridian, der sich durch den ganzen Körper zieht. Blockaden in diesem Bereich können sowohl nach oben als auch nach unten wirken. Vegetative und sensible Nervenverbindungsbahnen vom Kreuzbein zum Kopfbereich (Hinterhauptbein) können blockiert sein und Kopfschmerzen bewirken.

Eine Auflösung dieser Blockade am Druckpunkt führt zu einer leichteren Beseitigung der Kopfschmerzen durch einen Statikausgleich und eine Verminderung der am Hinterhaupt ansetzenden Muskelstrukturen. Nach unten hin kann eine Blockade zu ungleichen Schrittlängen führen, mit negativen Auswirkungen auf das Kniegelenk wie z. B. Gelenkverschleiß.

Eigenübung

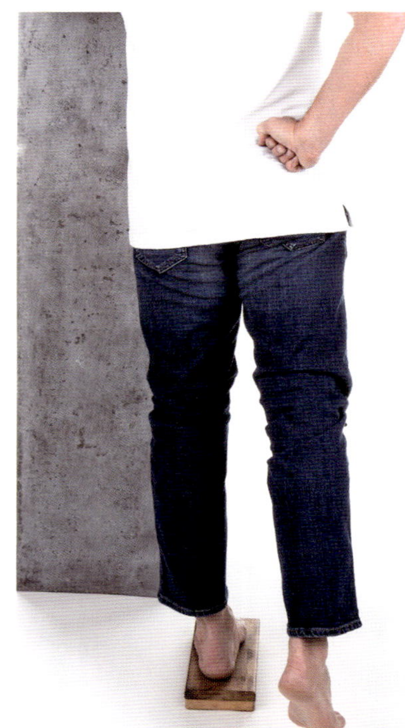

Zuerst den Punkt suchen, der im Seitenvergleich weiter nach hinten heraussteht. Die zu behandelnde Seite muss nicht immer die schmerzende sein, deshalb wird die Seite mit der weiter nach hinten stehenden Struktur behandelt.

Mit dem rechten Bein auf ein Brett oder Buch stellen, wenn die rechte Seite behandelt werden soll; mit dem linken Bein, wenn die linke Seite behandelt werden soll.

Nun drückt die ganze Faust auf diesen Punkt nach vorne und das Gegenbein pendelt. Wenn das Bein nach hinten schwingt, ausatmen und den Druck auf das Gelenk, respektive diesen Punkt, verstärken.

Die Pendelbewegung des Gegenbeins lockert die Muskulatur. Wenn das Bein der zu behandelnden Seite bewegt wird, würde sich die Muskulatur des großen Gesäßmuskels verspannen und die Übung wäre weniger effektiv, da die natürliche anatomische Bewegung des ISG´s behindert wäre.

Das wiederum würde die Richtigstellung im normalen Bewegungsfluss erschweren. Andererseits spannt das Pendeln des Beines auf der Gegenseite die Muskulatur endgradig an, um ein zu weites Verschieben des Gelenkes zu vermeiden.

Kreuzbein/Iliosakralgelenk

Wie bei der Beschreibung des Mittelstroms (siehe Seite 15 ff.) erwähnt, fließen alle daraus entstehenden Ströme an verschiedenen Stellen auch wieder in diesen Hauptstrom ein, um sich zu regenerieren.

Um Kreuz- und Steißbein-Beschwerden zu behandeln, ist es daher sehr sinnvoll, die Leber- und Gallenströme zu unterstützen, die genau in diesem Bereich einmünden. Siehe dazu die passenden Griffe bei Leber- und Gallenproblemen (siehe Seite 44).

Außerdem ist auch hier das Halten von Scham- und Steißbein sehr wirkungsvoll, um einem dauerhaften Defizit dieser Energieströme vorzubeugen.

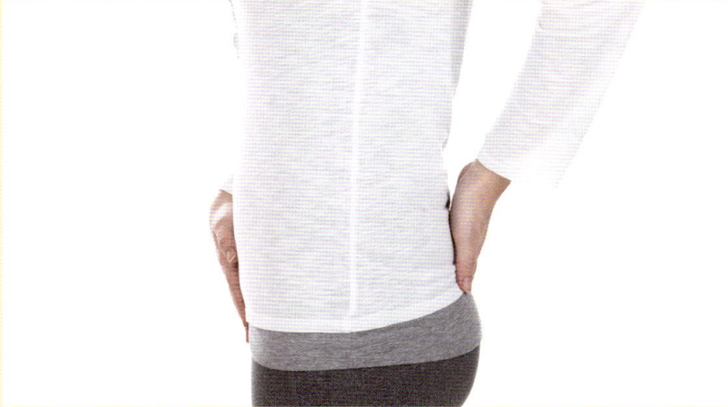

Weitere Möglichkeit: Den Mittelfinger halten.

6. Wirbelsäule

Anatomie

Die Wirbelsäule als zentrales Achsenorgan des Körpers stabilisiert einerseits die aufrechte Haltung (statische Funktion), andererseits hat sie alle notwendigen Bewegungen wie Beugung (Flexion) und Streckung (Extension), Seitenneigung (Lateralflexion) und Rotation zuzulassen (dynamische Funktion). Gleichzeitig schützt sie das Rückenmark. Sie bildet mit ihren sieben Hals- (C = Cervical), zwölf Brust- (Th = Thorakal), fünf Lenden- (L = Lumbal), fünf Kreuzbein- und vier bis fünf verwachsenen Steißbeinwirbeln die Mittelachse des Körpers.

Verbunden sind die Wirbel durch Bandscheiben, die als Puffer Stöße dämpfen, Bandstrukturen (passive Halteelemente) und Muskulatur (aktive Halteelemente).

Die Wirbelsäule ist S-förmig angelegt und kann so Belastungen, Stöße und Verwringungen abfedern sowie ausgleichen.

Die Krümmung nach vorne im Bereich Hals- und Lendenwirbelsäule nennt man Lordose, die Krümmung nach hinten in der Brustwirbelsäule Kyphose. Den Großteil der einzelnen Wirbel macht der zylinderförmige Wirbelkörper aus. Entsprechend der nach unten zunehmenden Last, nimmt dieser nach unten in seiner Dicke zu.

Vom Wirbelkörper gehen zwei nach hinten gerichtete Wirbelbogen ab, die gemeinsam das Wirbelloch umschließen. Die Gesamtheit aller zylinderförmig übereinander gereihten Wirbellöcher bildet den Wirbelkanal, der wiederum das Rückenmark umschließt und dieses schützt. Das Rückenmark erstreckt sich von der Schädelbasis bis zum 1. Lendenwirbel. Durch die seitlich liegenden Zwischenwirbellöcher treten die Rückenmarksnerven aus. Zwei seitlich liegende paarige Querfortsätze und ein nach hinten gerichteter Dornfortsatz dienen als Ansatzpunkt und Hebel für die tiefe Rückenmuskulatur. An den fühlbaren Dornfortsätzen werden die Wirbel von unten bis hoch zum 7. Halswirbel gerichtet, die Korrektur der restlichen sechs Halswirbel erfolgt über die Querfortsätze. Man kann sich die Wirbelsäule auch als einen Baum vorstellen: Das Kreuzbein stellt stabil den unteren Baumstamm dar und sorgt für eine gleichmäßige „Erdung“. Die Nerven, die dort austreten, sind stark wie die Wurzeln eines Baumes. Diese „Wurzeln“ ragen bis zu unseren Fußsohlen tief in die „Erde“. Die einzelnen Wirbelkörper werden, wie der Baumstamm, von unten nach oben immer dünner. Dies trifft ebenfalls auf die Nervenwurzeln zu. Diese werden mit ihren feinsten Verbindungsbahnen zu den „Blattfasern“. Über der Halswirbelsäule sitzt die „Krone“, das Gehirn. Von der Wirbelsäule geschützt, zieht sich die Kerninformation des „Stammes“, das Rückenmark, von der „Krone“ zu den „Wurzeln“. Gehen wir nicht achtsam mit unserem „Baum des Lebens“ um, vernachlässigen wir seine Pflege, gerät unser ganzes „Mikroökosystem“ ins Ungleichgewicht.

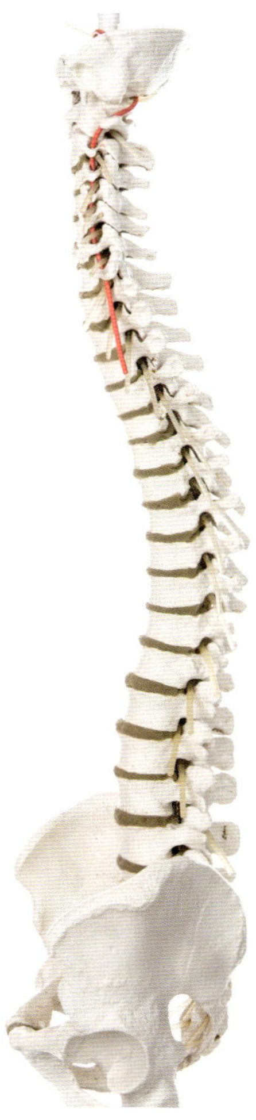

6.1 Lendenwirbelsäule

5. bis 3. Lendenwirbel

In diesem Wirbelsäulenabschnitt befindet sich das Sexual-Chakra, folglich drücken sich Verschiebungen hier u. U. in Sexualproblemen aus. Das „Verdauen" von bestimmten Lebensumständen und Problemen kann durch Deblockieren der Wirbel wieder aktiviert oder beschleunigt werden. Das Gefühl der Geborgenheit stellt sich wieder ein und Schuldgefühle verschwinden bzw. können leichter verarbeitet werden. Vor allem Frauen ziehen sich in diesem Bereich zurück, da sie sich in ihren Bedürfnissen unverstanden fühlen. So kommt es aufgrund einer energetischen Schwäche häufig zu einem, durch nach innen verschobene Wirbelkörper verursachten Hohlkreuz – vor allem beim L3.

5. Lendenwirbel

Der L5 meldet sich, indem er Durchblutungsstörungen der Unterschenkel und Füße und damit einhergehend kalte Füße verursacht. Eine Verschiebung des L5 kann auch Wadenkrämpfe und Schwellungen der Beine sowie Füße hervorrufen. Auf emotionaler Ebene fühlt sich der Patient missverstanden und zieht sich deshalb häufig zurück. Ist der Wirbel wieder an der richtigen Stelle, so ist es sehr wahrscheinlich, dass sich auch diese Symptome wieder verabschieden. Auch die Energie im untersten Bauchbereich (wie hinten so vorne ...) ist wieder leichter und flüssiger.

4. Lendenwirbel

Der L4 ist der, der oft auf den Ischiasnerv drückt oder beim Hexenschuss die Schmerzen hervorruft. Schmerzhafte Gesäßmuskeln zur Lockerung mit dem Johanniskrautöl eingerieben, entlastet schon sehr. Auch Prostataleiden und schmerzhaftes oder zu häufiges Harnlassen können durch ein Verrutschen dieses Wirbels ausgelöst werden.

3. Lendenwirbel

Der L3 schließlich kann den Frauen zu schaffen machen. Schwangerschaftsstörungen und Wechseljahrprobleme sind hier die Auslöser bzw. umgekehrt. An dieser Stelle nochmals der Hinweis: Bei Schwangeren äußerst vorsichtig an die Sache herangehen! Wem Kinder wegen Impotenz versagt sein sollten, der kann versuchen, durch das Richten dieses Lendenwirbels seine verloren gegangenen Fähigkeiten wieder zurückzugewinnen. Einen Versuch ist es allemal wert, da es auch hier feinste Verbindungsbahnen zu den Geschlechtsorganen gibt. Bei Verschiebungen des L3 kommt es auch häufig zu Blasenleiden, zu denen sich vielfach noch Knieschmerzen gesellen. Bei Frauen ist, wie bereits erwähnt, dieser Wirbel oft nach innen verschoben und kann so chronische Probleme verursachen – hauptsächlich durch das Gefühl fehlender Geborgenheit. Natürlich hat nicht jeder mit Blasen- oder Knieproblemen eine Verschiebung am L3, doch führt eine solche immer wieder zu entsprechenden Beschwerden.

2. Lendenwirbel

Für Panikgefühle und Verkrampfungen kann eine Blockade des L2 verantwortlich sein. Krampfadern, Bauchkrämpfe, Übersäuerung und Blinddarmprobleme können hierauf zurückzuführen sein. Falls Blinddarmreizungen unterschwellig vorhanden sind, können diese durch das Richten des Wirbels gelindert oder sogar beseitigt werden. Diese Erfahrung haben inzwischen einige Dorn-Therapeuten bestätigt. Bei emotionalen Problemen passen die oft so schön zitierten Sätze: „Das verursacht mir Bauchkrämpfe", oder: „Das liegt mir schwer im Magen."

Achtung: Bei Akutschmerzen im Blinddarmbereich erst umgehend medizinisch abklären lassen.

1. Lendenwirbel

In einer Verschiebung des L1 finden wir häufig die Ursache für Darmprobleme der unterschiedlichsten Art. So z. B. Dickdarm- oder Darmdurchblutungsstörungen, Verstopfung, Darmträgheit oder Durchfall. Im Gefühlsbereich finden sich Ängstlichkeit und Schwierigkeiten loszulassen: Vergangenes, Eltern, Partner, Kinder, Tiere, Wohnort, Besitz oder Beruf. Ein Neuanfang, egal welcher Art, fällt schwer.

Eigenübung

Lendenwirbelsäule Korrektur

Fehlstellung ertasten und dann die Eigenübung, ähnlich der Korrektur des Iliosakralgelenks, ausführen. Also mit dem Standbein aufs Brett, anderes Bein pendeln, beim Zurückschwingen ausatmen und mit dem Daumen im 45°-Winkel zur Wirbelsäule direkt am Dornfortsatz nach unten drücken.

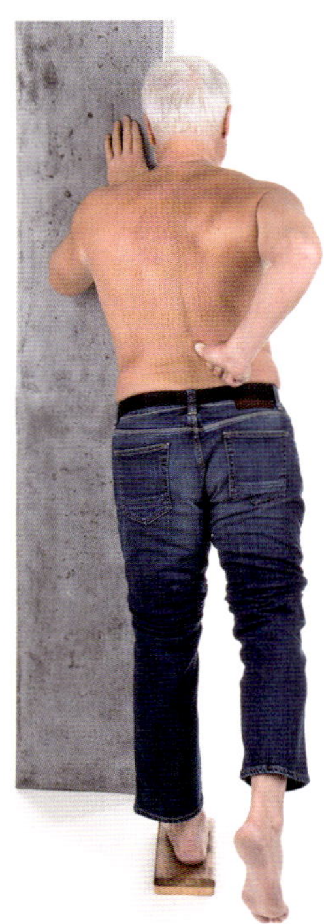

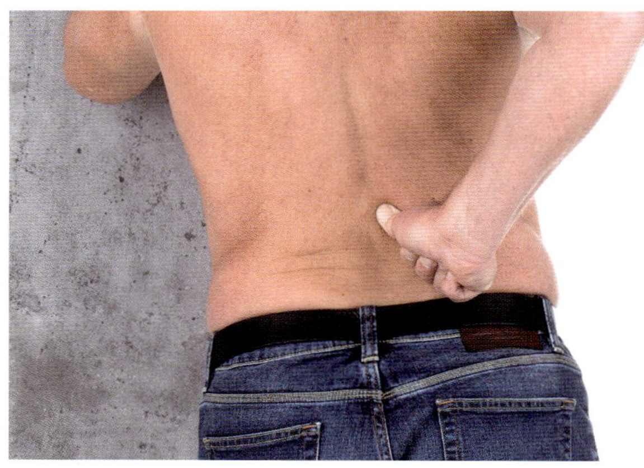

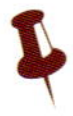

Beim ISG ging der Druck gerade nach vorne auf den Knochen, hier also im 45°-Winkel nach unten drücken.

Korrektur über den Dornfortsatz

Ebenso ist bei sehr übergewichtigen Menschen, bei denen die Dornfortsätze schwer zu ertasten sind und bei Osteoporosepatienten, die Korrektur über die Querfortsätze anzuwenden. Dazu zwei bis drei Daumenbreit seitlich neben die Wirbelsäulenmitte gehen und den Druck mit dem Daumen gerade nach innen, in die Tiefe, ausüben. Die restliche Vorgehensweise bleibt die Gleiche.

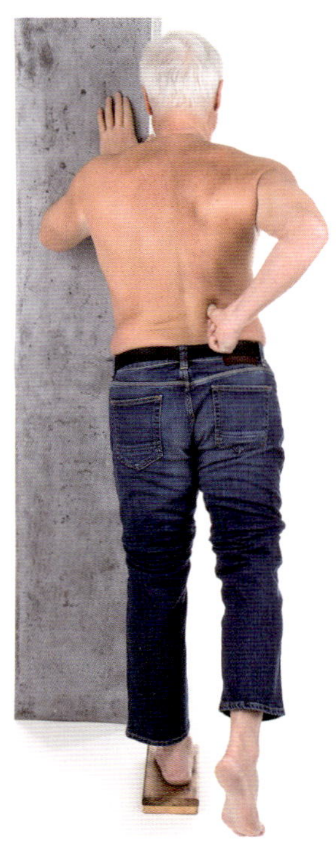

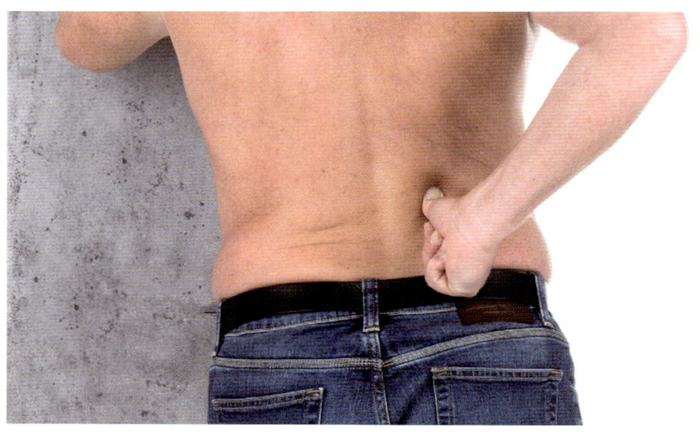

Die Lendenwirbelsäule L 1–5, sowie Kreuzbein, Steißbein betreffend:

Verdauungsstörungen (L1)

Das Energiefeld, welches im Jin Shin Jyutsu das unterstützt, was aus dem Rhythmus geraten ist, kann bei Stuhlverstopfung an der linken Knieaußenseite und bei Durchfall an der rechten Knieaußenseite gehalten werden. Sinnvoll wären hier einmalig eine Stunde und danach täglich noch 5–10 Minuten zu behandeln, bis die Beschwerden verschwunden sind.

Stuhlverstopfung: Linke Knieaußenseite

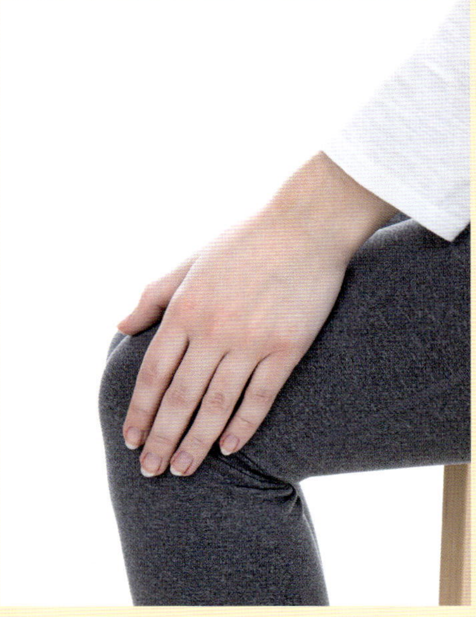

Durchfall: Rechte Knieaußenseite

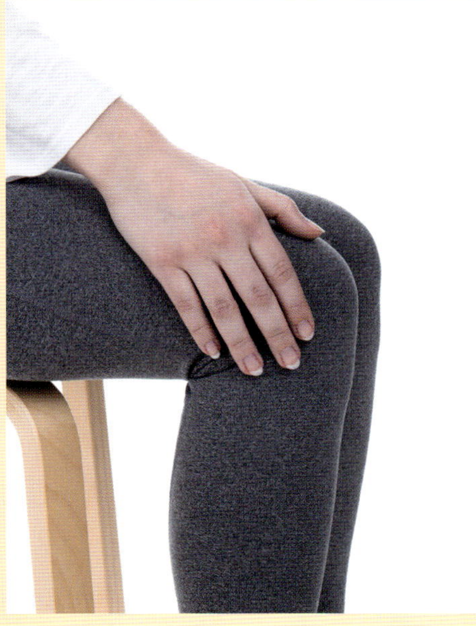

Kniebeschwerden (L3)

Dafür eignet sich der Kurzgriff des Leberstroms, der unter anderem die Beweglichkeit und Handlungsfähigkeit unterstützt.

Bei Beschwerden im linken Knie, die linke Hand auf die linke Schädelbasis und die rechte Hand unter das rechte Schlüsselbein legen.

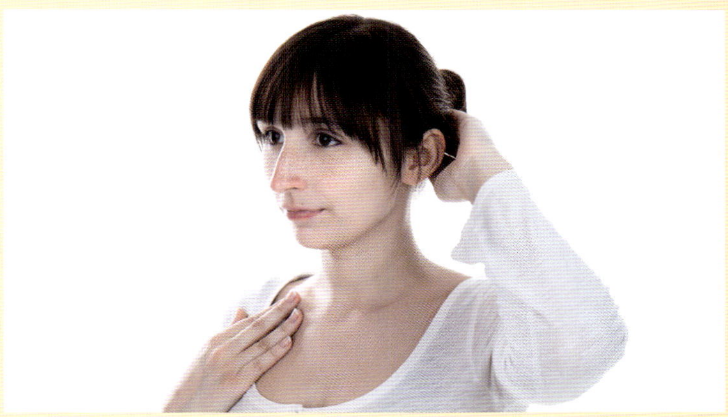

Bei Beschwerden im rechten Knie diesen Griff seitenverkehrt anwenden.

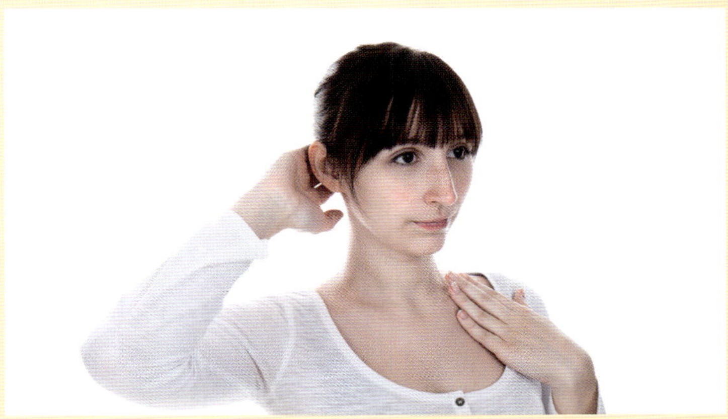

Einfach und sehr wirksam ist auch das schmerzhafte Knie zu „sandwichen“.

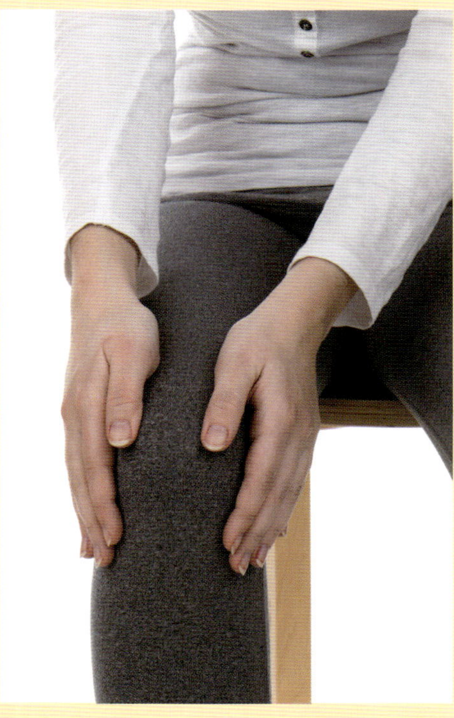

Bereits beschrieben bei der Selbsthilfeübung für das Kniegelenk, Seite 20.

Blasenbeschwerden (L3)

Der Blasenstrom beginnt auf der Stirn, fließt durch den Kopf, den Nacken und die Wirbelsäule entlang, durch die Beine bis zu den Füßen. Er wirkt regulierend von Kopf bis Fuß und hilft unter anderem bei Kopfschmerzen, Nackensteifigkeit, allen Wirbelsäulenproblemen, Nieren- und Blasenbeschwerden, Hüft- und Fußproblemen, aber auch bei Starrsinn, Zwängen und Süchten. Der erste Schritt des Blasenstroms genügt bereits – wie bei allen anderen Energieströmen auch – den gesamten Strömungsverlauf zu harmonisieren.

Hierzu wird die linke Hand an die rechte Nackenseite gelegt und die rechte Hand unter die rechte Pobacke geschoben.

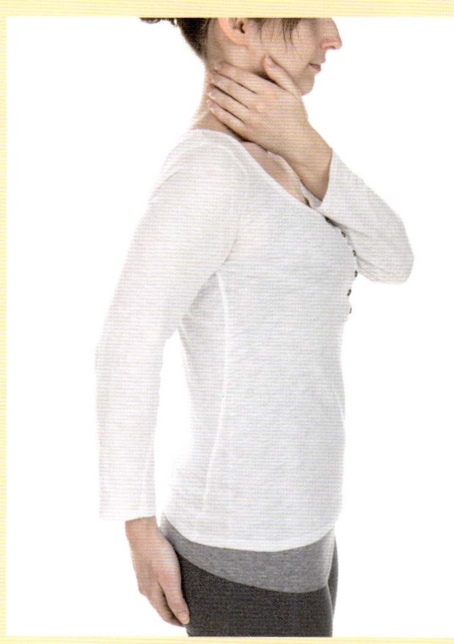

Oder seitenverkehrt vorgehen.

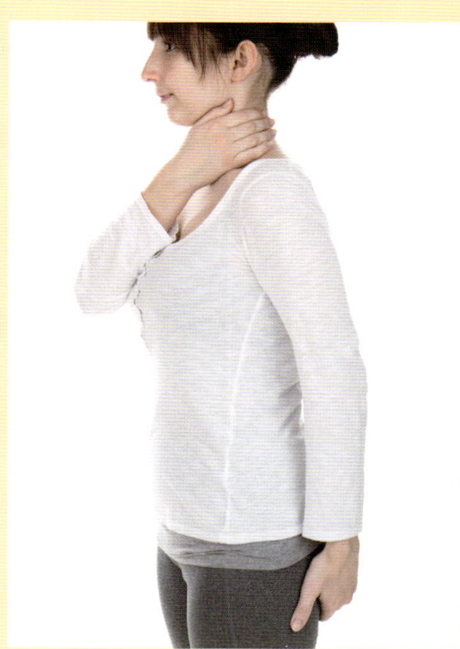

Der Zeigefinger ist u.a. mit dem Organpaar Blase/Niere verbunden. Das Halten dieses Fingers hilft auch Angst zu reduzieren. Wenn wir nicht im „Fluss" sind, können wir schlecht mit Veränderungen umgehen und haben Angst. Für unseren Lebensfluss sind wiederum die Blasen-Nieren-Ströme zuständig.

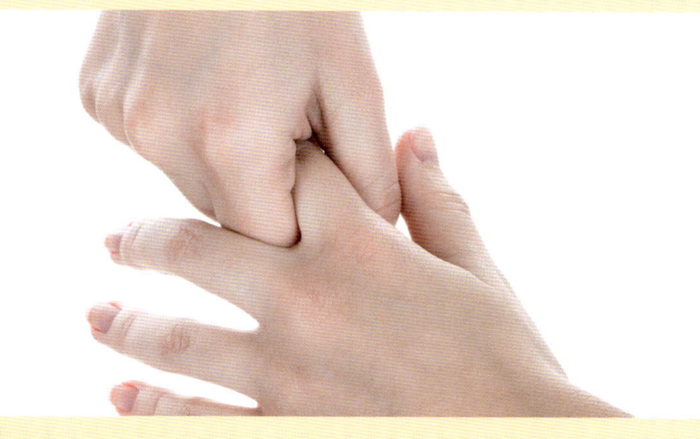

Außerdem ist es hilfreich bei Inkontinenz die Hände in die Kniekehlen zu legen.

Ischialgie/Lumbalgie (L4, Kreuzbein)

Da Energiestaus sehr häufig an Knochenrändern entstehen und das Becken die größte Knochenansammlung in unserem Körper darstellt, gibt es im unteren Rücken vermehrt Probleme mit der energetischen Versorgung.
Wenn hier Schmerzen auftreten, ist sehr häufig im Leistenbereich eine schmerzhafte Stelle zu tasten, die durch kräftigen Druck ins weiche Bauchgewebe an den Schambeinkanten spürbar wird.

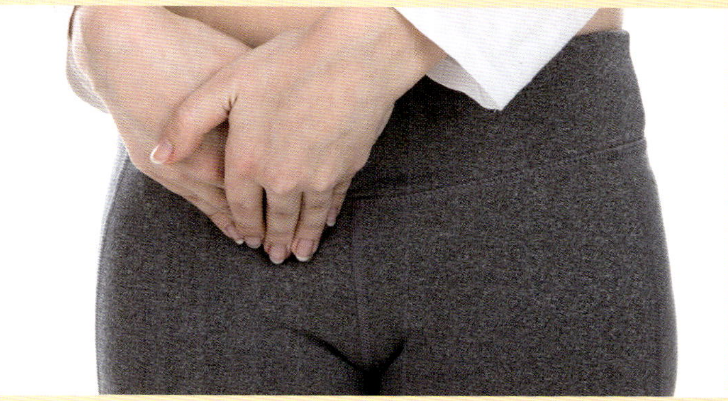

Meist findet sich die druckempfindliche, schmerzhafte Stelle auf der gegenüberliegenden Seite des Rückenschmerzes.

Zum Beispiel: Der Schmerz ist im Rücken links und an der Schambeinkante rechts. Die rechte Hand wird sanft im Bereich der schmerzempfindlichen rechten Leiste (Schambeinkante) aufgelegt, die linke Hand auf die schmerzende Stelle des Rückens. Die Hände sollen dort öfter mal für 5–20 Minuten verweilen, was für Abhilfe schafft.

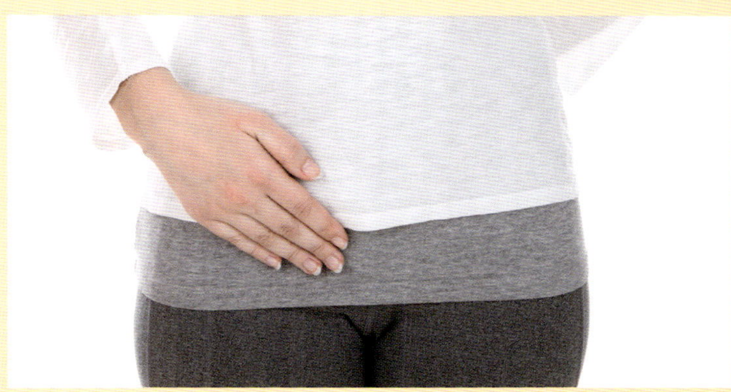

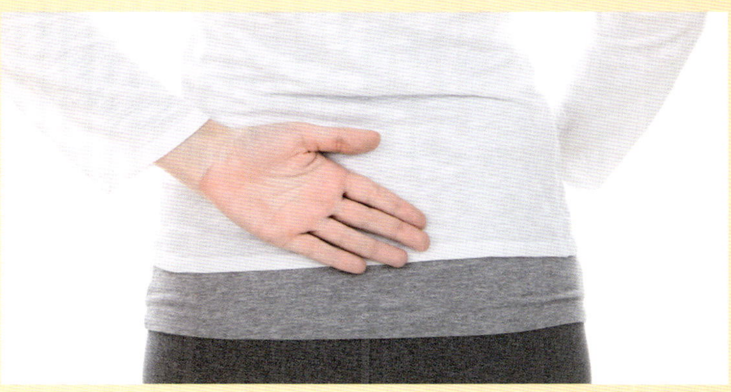

Aktivierung von Stoffwechselprozessen

Eine sehr einfache Übung, alle Stoffwechselprozesse zu aktivieren oder zu optimieren, den Rücken zu stärken und das Muskelsystem zu unterstützen, ist es, sich auf die Hände – Handfläche oder Handrücken – alternativ auf die Füße zu setzen. Wie bei allen anderen Anwendungen, gibt es bezüglich der Anwendungsdauer und Anwendungshäufigkeit keine Regel.

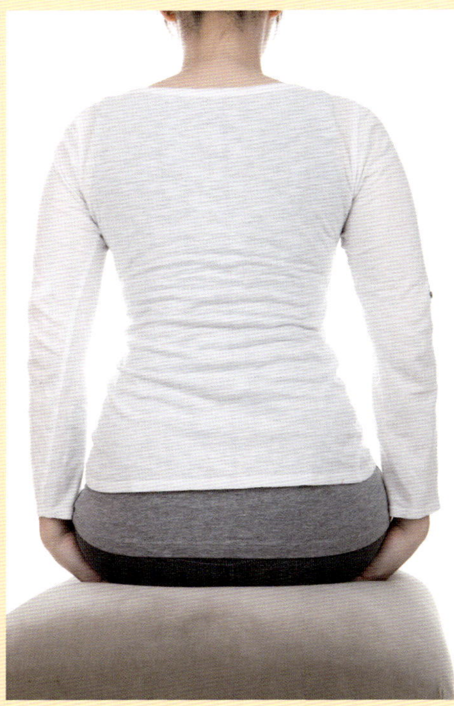

Das Berühren der Energiefelder in Höhe unserer Sitzbeinhöcker trägt außerdem maßgeblich zur Entgiftung bei, führt zur Entspannung und sorgt für emotionale Harmonie und geistige Klarheit. Wenn es schwerfällt, noch länger einem Vortrag zu folgen, oder auf etwas zu warten, wir müde oder erschöpft sind, so ist das die ideale Lösung nach wenige Minuten wieder hellwach, aufmerksam und trotzdem entspannt zu sein. Kinder machen das oft in der Schule!

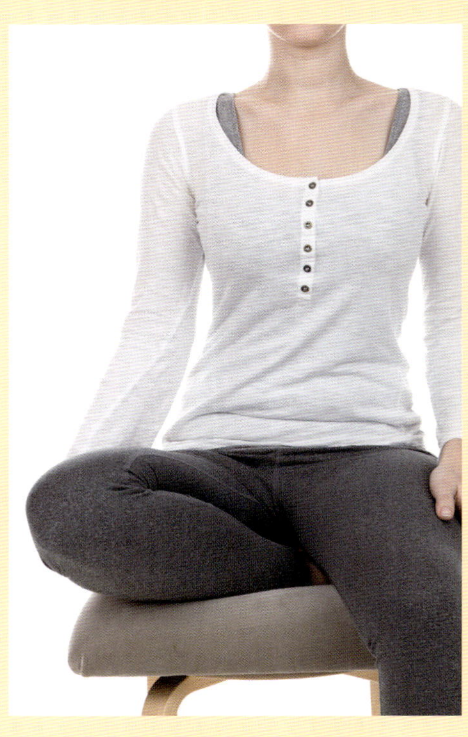

6.2 Brustwirbelsäule

12. Brustwirbel

Der Th12 hat auf emotionaler Ebene die gleichen Auswirkungen wie der L1. Im körperlichen Bereich stehen hier bei Wirbelverschiebungen Dünndarmprobleme, Blähungen, Erkrankungen des rheumatischen Formenkreises, Wachstumsstörungen und Unfruchtbarkeit an.

11. Brustwirbel

Verschiebungen des Th11 können die Ursache für viele Hauterkrankungen wie Pickel, Akne, Furunkel oder Schuppenflechte, rote und schwarze Flecken, Neurodermitis ebenso wie ganz banal raue Haut sein. Einer Patientin, die an einer Schuppenflechte litt, konnte bereits durch das Richten des Th11 geholfen werden. Nach lediglich zwei Wochen und drei Behandlungen war das Problem gelöst. Auch Haarausfall und Verdauungsprobleme können mit einem fehlgestellten Th11 in Zusammenhang gebracht werden. Da die Haut das Kontaktorgan zur Außenwelt darstellt, wird in psychischer Hinsicht der Zusammenhang zu Kontaktschwierigkeiten des Patienten augenfällig.
Beziehungsängste, Ängstlichkeit, Unsicherheit oder das Fixiertsein auf die eigenen Schwächen gehen mit diesen Problemen einher.

10. Brustwirbel

Im Th10 wirken sich die emotionalen Blockaden in Partnerschaftsproblemen bzw. Beziehungsproblemen zu Eltern, Kindern, Verwandten, Kollegen, Nachbarn, Freunden und anderen Mitmenschen aus. Gerade Schwierigkeiten in Partnerschaften manifestieren sich in Nierenproblemen. In der chinesischen Medizin steht die Nieren-Chi-Essenz für die primäre Lebensenergie. Eine harmonische Partnerschaft in allen Bereichen fördert diese Lebensenergie. Deswegen stehen auch die Nieren für allgemeine Partnerschaftsprobleme. Aber auch Arterienverkalkung oder chronische Müdigkeit können in ursächlichem Zusammenhang mit dem Th10 stehen.

9. Brustwirbel

Verschiebungen des Th9 stehen für die Unterdrückung der eigenen Aggressivität. Wen wundert es da, wenn man gegen etwas oder jemanden allergisch reagiert und dieses sich in Symptomen auf der Haut oder in Anfällen niederschlägt! Ebenfalls finden sich in diesem Kreis Nesselausschläge. Hier äußert sich ein bekanntes Prinzip: Mein Gegenüber ist mein Spiegel, in dem ich meine eigenen Schwächen wiederfinde. Das kann aggressiv machen, denn wer sieht sich schon gerne mit seinen eigenen Schwächen konfrontiert? Der Th9 hängt auch sehr mit unserer Schmerzempfindlichkeit zusammen, da er auf die Cortisolbildung in den Nebennieren Einfluss nimmt. Wird der Wirbel gerichtet, so kann oft nach ca. 14 Tagen wieder eine Normalisierung der Hormonproduktion und eine daraus resultierende Anhebung der Schmerzschwelle beobachtet werden. Bei Fibromyalgiepatienten mit Schmerzen vom Steißbein bis Brustwirbel können diese durch das Schröpfen oder Richten des 9. Brustwirbelkörpers gelindert werden. Die Häufigkeit liegt bei ca. 3–5 Behandlungen (einmal pro Woche).

8. Brustwirbel

Verschiebungen des Th8 stehen für Starrheit, die Unfähigkeit, den Fluss des Lebens zuzulassen, ewiges Sich-Sorgen-Machen, ein Ungleichgewicht im Energiechakra (Solarplexus- bzw. 3. Chakra). Der Körper reagiert mit Milz-Problemen und einer daraus resultierenden Abwehrschwäche des Immunsystems. Die Milz als das größte der lymphatischen Organe, stellt das wichtigste Immunorgan dar, in dem das Blut gefiltert wird und überalterte rote Blutkörperchen ausgesondert werden.
Dieser Brustwirbel ist bei MS-Patienten besonders zu berücksichtigen.

7. Brustwirbel

Blockaden des Th7 über längere Zeit hinweg können die Ursache für Vitaminmangel und/oder Schwächegefühle sein. Außerdem zeigen sich häufig Geschwüre des Zwölffingerdarms, Magenbeschwerden und Schluckauf. Der Patient bäumt sich innerlich auf, gleichzeitig „frisst er alles in sich hinein", „lässt nichts raus" und hat oft Suchtprobleme. Frauen neigen häufig in diesem Bereich zu Verschiebungen und nach innen gerutschten Wirbeln. Eine Ursache könnte ein zu enger BH sein. Der Verschluss sitzt häufig auf dem Dornfortsatz, und ist er aus Metall, sorgt er dort durch den ständigen Druck für einen „Kurzschluss". Generell ist Frauen zu empfehlen, BHs ohne Metall zu verwenden. Dies gilt vor allem für den „Bügelbereich", da dort das Metall die sensiblen Nervenverbindungen und den Energiefluss der Meridiane unterbricht.

6. Brustwirbel

Im psychischen Bereich sind die gleichen Symptome zu beobachten wie bei einer Störung am Th7. Körperlich äußert sich der verrutschte Wirbel in Magenbeschwerden, Verdauungsstörungen, Sodbrennen und Diabetes.

5. Brustwirbel

Beschwerden im Bereich des Th5 deuten auf eine Vernachlässigung der eigenen vitalen Interessen des Patienten hin. Zum einen sorgt er sich zu viel um seine Umgebung, zum anderen führt das zu Problemen mit dem „inneren Kind". Viel Traurigkeit und Tränen begleiten solche Menschen. Leberstörungen, niedriger Blutdruck, Blutarmut, Müdigkeit, Kreislaufschwäche, Arthritis und Gürtelrose sind Ausprägungen von Schwächen in diesem Bereich. Besonders Patienten mit Mattheitsgefühlen kann durch eine Behebung der Fehlstellung des Th5 geholfen werden.

4. Brustwirbel

Blockaden des Th4 sind häufig ein Hinweis auf Verbitterung. Der Patient lässt nichts nach außen und leidet so besonders unter seiner inneren Wut. Im Physischen prägen sich die Probleme in der Galle aus. Gallenprobleme und Zorn gehören eng zusammen. Wie sagt der Volksmund so treffend: „Da läuft mir die Galle über." Kaum verwunderlich, dass Verschiebungen des Th4 auf Gallenleiden, Gallensteine und Gelbsucht hinweisen. Bei seitlichen Kopfschmerzen ist der Gallenblasenmeridian in Mitleidenschaft gezogen.

3. Brustwirbel

Bei Menschen mit Beschwerden der Atmungsorgane lohnt sich ein Blick auf den Th3. Dieser kann Bronchitis, Rippenfellentzündungen, Lungenentzündungen, Atembeschwerden und Asthma, aber auch Grippe, Husten (trockener Hustenreiz) und anderen Störungen im Brustbereich Vorschub leisten. Solche Leute stellen sich zurück, wollen nichts für sich, haben keine eigene Meinung und verweigern das „Durchatmen". Chronische Beschwerden deuten recht häufig auf einen nach innen verschobenen Wirbel hin. Hier kann man sehr gute Erfolge durch Schröpfen und Richten erzielen. Besonders sei hier nochmals darauf hingewiesen, dass der Patient viel trinken sollte, da sich sonst in diesem Bereich viele Giftstoffe ablagern.

2. Brustwirbel

Der Th2 steht für einen sehr sensiblen Bereich, das Herz. Mit seinem Herzen oder dem Herzen anderer sollte man sehr sorgsam umgehen. Patienten mit solchen Blockaden verschließen recht häufig ihr Herz, können nur schwer liebevoll sein, erscheinen hartherzig und freudlos. Dies äußert sich in Herzbeschwerden, Rhythmusstörungen, Bluthochdruck (bei nach innen gerutschtem Wirbelkörper), Schmerzen im Brustbereich und Ängsten, die uns am Loslassen bestimmter Ereignisse, die zu diesen Beschwerden geführt haben, hindern. Auch Alpträume, insbesondere Verfolgungsträume, können auftreten. Mit dem Richten dieses Wirbels können wir diesen emotionalen Prozess von der körperlichen Ebene aus erleichtern.

1. Brustwirbel

Verschiebungen des Th1 manifestieren sich im Bereich des Schultergürtels bis hin zu den Fingerspitzen. Nackenverkrampfung, Schulterschmerzen, Tennisarm, Sehnenscheidenentzündung im Unterarm, Schmerzen im Unterarm und an der Hand sowie ein pelziges Gefühl in den Fingern haben hier ihren Ursprung. Die Schultern müssen zu viel tragen, da sich der Patient gerne überlastet, er macht alles selbst, ihm fehlt das Vertrauen, auch einmal etwas abgeben zu können.

Eigenübung

Mit der Seite, in die der Wirbel verschoben ist, im Stehen an den Türrahmen drücken und mit der Gegenseite des Beines (bis Höhe Th8) oder des Armes (ab Höhe Th8) schwingen. Beim Zurückschwingen des Armes den Wirbel gegen den Druck des Körpers wieder in die Mitte schieben.

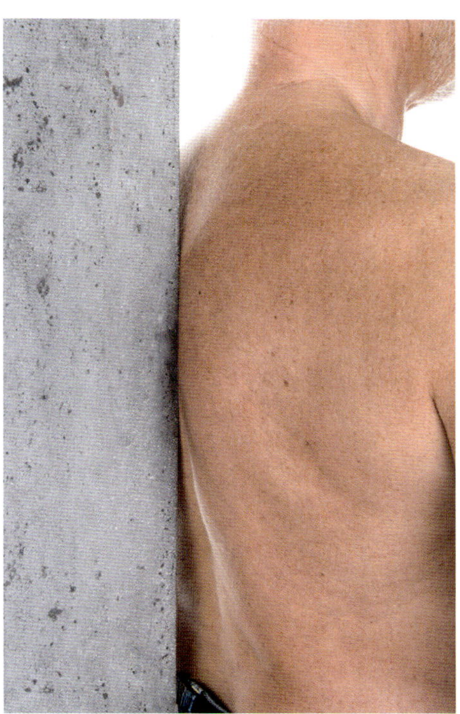

Das bedeutet z.B. bei Verschiebungen nach rechts: Die Wirbelsäule links von der Kante anlehnen und das Körpergewicht etwas nach rechts verlagern.

Anmerkung: Die Übung für die BWS sollte immer rechts und links der Wirbelsäule praktiziert werden, da der Übende in der Regel nicht weiß, welcher Wirbel verschoben ist. Zudem ist der direkte Kontakt der Dornfortsätze mit der Türrahmenkante nicht angenehm. Die Kante sollte rechts respektive links direkt neben der Wirbelsäule positioniert werden. Durch Pendeln beider Arme erfolgt eine Rotation der BWS. Durch gleichzeitiges Drücken gegen die Kante erfolgt die Korrektur.

Gegenbein oder Gegenarm pendeln. Beim Zurückpendeln drückt man mit seinem Körpergewicht die Wirbelsäule am stärksten gegen den Rahmen.

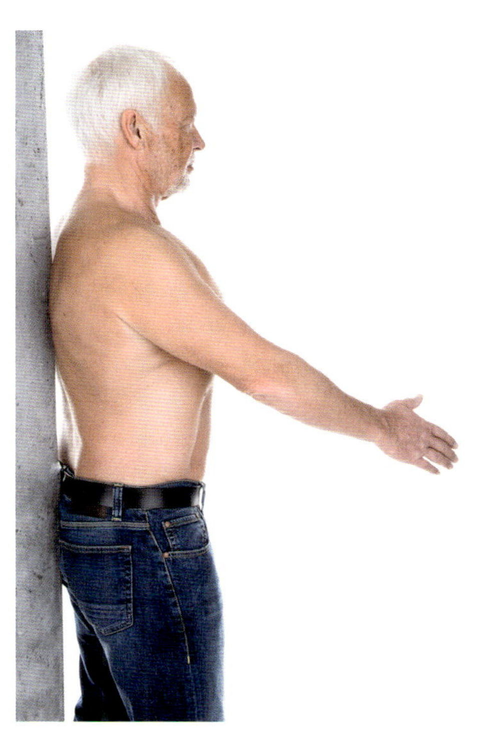

Die Brustwirbelsäule Th1–Th12 betreffend:

Nackenverspannung/„steifer Hals“ (Th1)

Bei Verspannungen im Nacken-Schulterbereich wird durch Abtasten die schmerzhafte Stelle gesucht, um anschließend diagonal auf der gegenüberliegenden Seite im Schlüsselbeinbereich nach einer Stelle zu suchen, die ebenfalls schmerzt.

Oft haben die Beschwerden ihren Ursprung in der Minderversorgung der diagonalen Ströme.

Eine Hand hinten und eine Hand vorne auf die jeweiligen schmerzempfindlichen Stellen gelegt, kann schon nach kurzer Zeit – ca. 10–20 Minuten – zur Schmerzlösung führen.

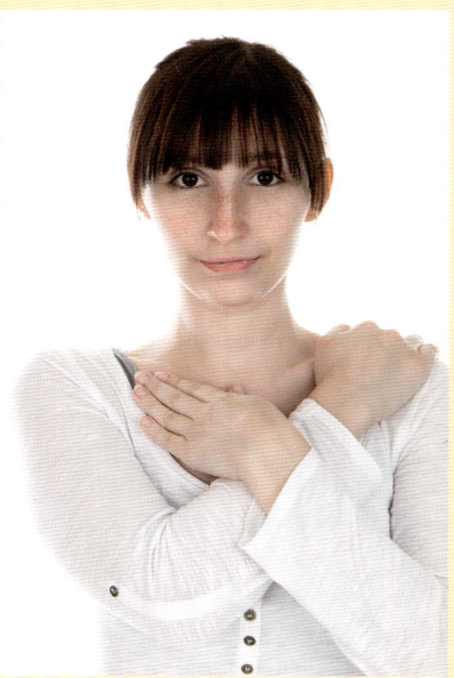

Zum allgemeinen Lösen verspannter Muskulatur gibt es in der japanischen Heilkunst sehr hilfreiche Übungen.

Beispiel 1: Die linke Hand auf die rechte Schulter, die rechte Hand in die rechte Leiste legen, oder die rechte Hand auf die linke Schulter, und die linke Hand in die linke Leiste legen.

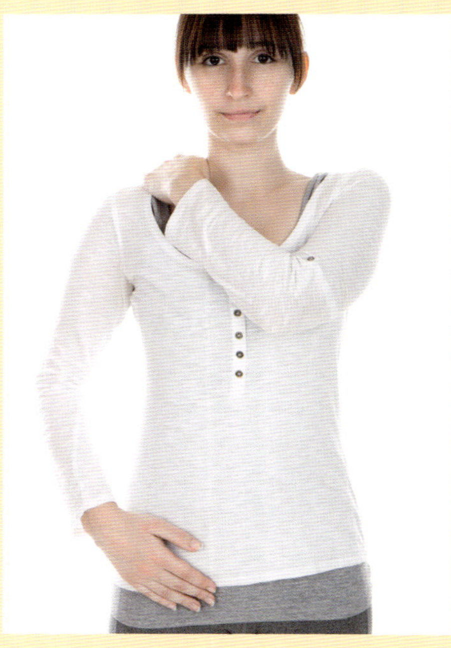

Beispiel 2: Alternativ die linke Hand auf die rechte Nackenseite, die rechte Hand auf die rechte Pobacke legen. Auch hier wahlweise seitenverkehrt vorgehen.

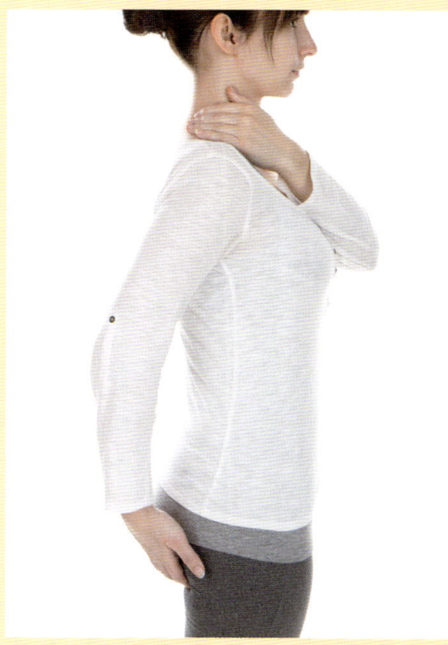

Schulter allgemein, Tennis-Ellbogen, Karpaltunnelsyndrom, Parästhesien (Th1)

Die Energiefelder am linken und rechten oberen Schulterblattrand versorgen unter anderem unsere Arme mit Energie. Hier die eine Hand und die zweite in die Leiste der gleichen Körperseite gelegt, ist daher sehr hilfreich bei den vorgenannten Beschwerden.

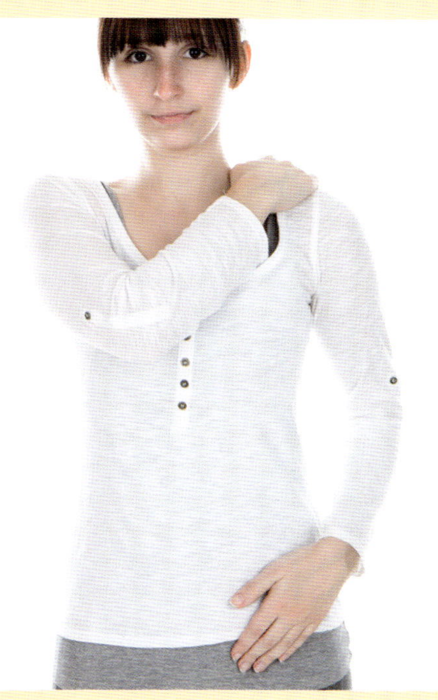

Ein durchlässiges Energiefeld ist eine wesentliche Voraussetzung bei allen Heilungsprozessen und sollte immer mal wieder unterstützt werden, indem die rechte Hand locker auf die linke Schulter gelegt wird oder die linke Hand auf die rechte Schulter.

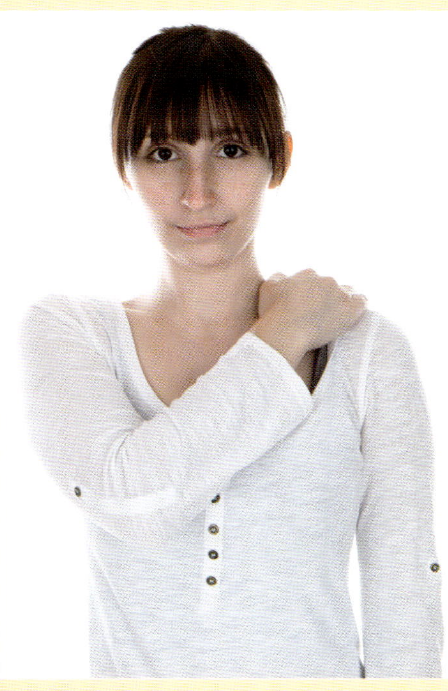

Herzbeschwerden allgemein (Th2)

Bei Herzrhythmusstörungen, Bluthochdruck, Herzrasen und allem was im Körper plötzlich aus dem Rhythmus gerät, empfiehlt es sich die Energiefelder an der Knieaußenseite in Höhe des Wadenbeinköpfchens zu halten.

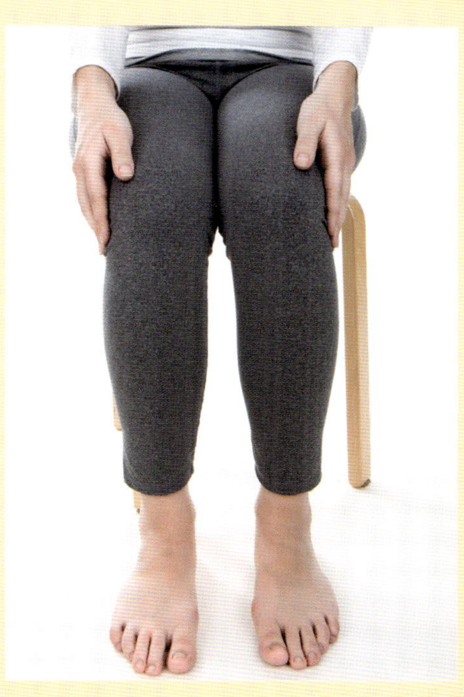

Sehr beruhigend wirkt das Halten der Energiefelder unterhalb des Schlüsselbeines, da hier alle Energieströme durchfließen, überprüft und neu geordnet werden.

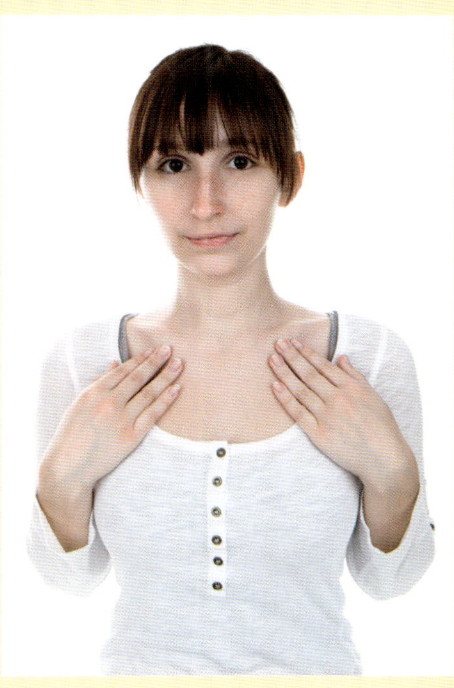

Die Hände genau da überkreuzt abzulegen, ist manchmal angenehmer und genauso hilfreich.

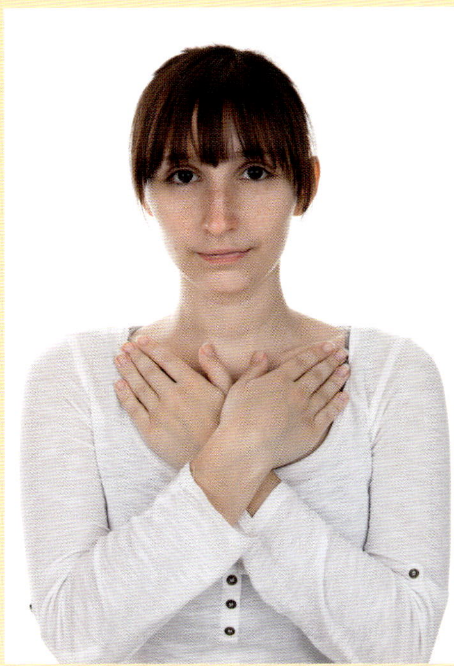

Bei Kreislaufschwäche sollte das Endglied des linken kleinen Fingers fest gedrückt werden.

Ganz allgemein werden die Herzfunktionsströme mit dem Halten des Handgelenkes

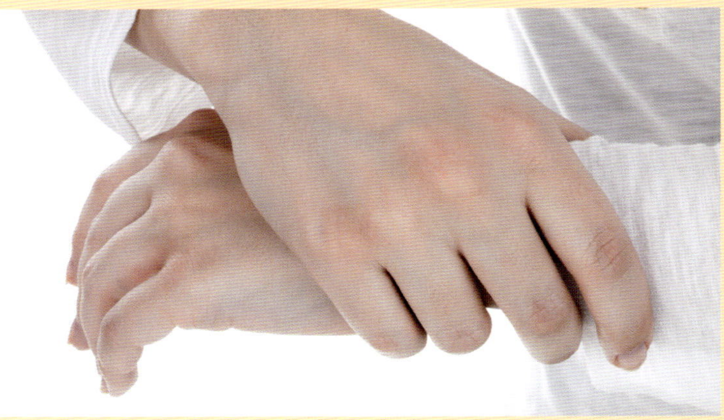

oder des kleinen Fingers harmonisiert.

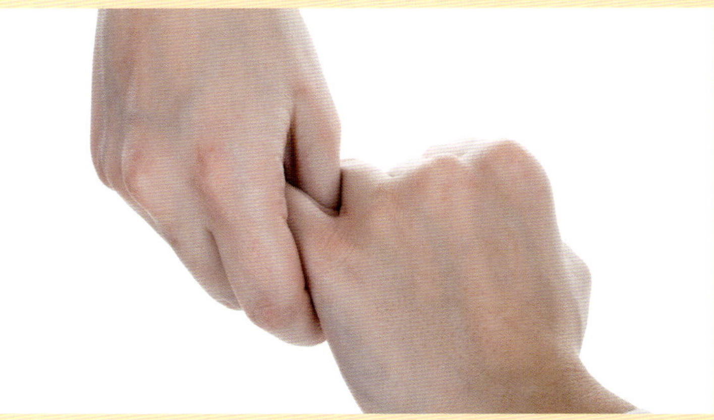

Wahlweise rechts oder links.

Harmonisch fließende Herzströme unterstützen unsere Anbindung an die Lebensquelle. Sie stärken die Lebensfreude sowie Heiterkeit und das Wissen, Teil des großen Ganzen zu sein. Hartnäckigkeit und Hartherzigkeit macht sich breit, wenn sie in Disharmonie sind.

Atemnot (Th3)

Bei einem Asthmaanfall oder dem Verschlucken, zum Beispiel einer Gräte, kräftig in die Innenseiten des Oberschenkels greifen.

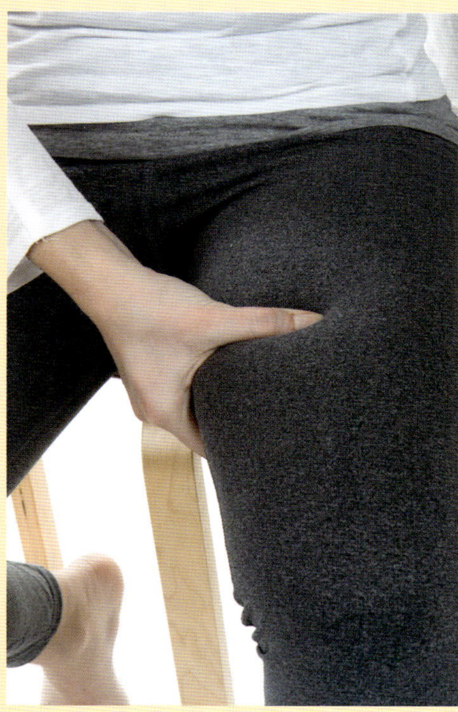

Hier liegen Reflexzonen, die bei beherztem Kneifen den Oberkörper mitsamt Luft- und Speiseröhre weiten.

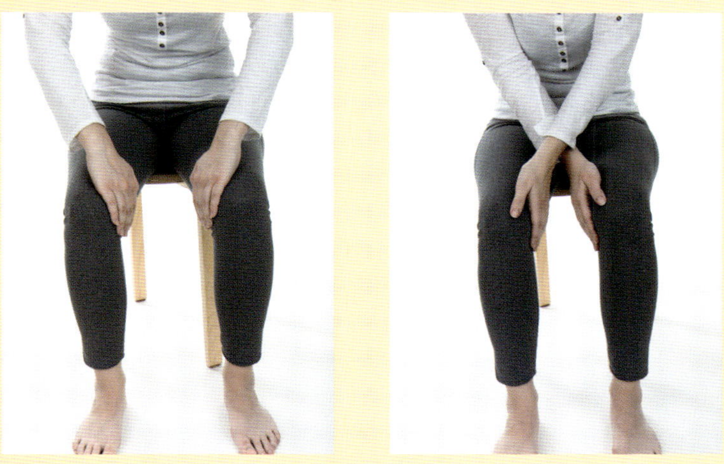

Das Halten der Knieinnenseiten, so oder überkreuzt, unterstützt besonders die Ausatmung und trägt zur Entspannung des Brustkorbes bei.

Folgende Fingerhaltung (Mudra): Den Daumen auf den Ringfingernagel legen, schafft ebenfalls Raum im Brustbereich und löst Verspannungen muskulärer und psychischer Art.

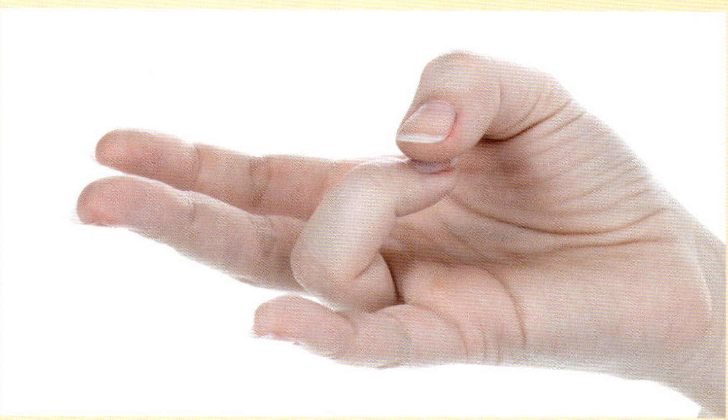

Bei langem Stehen oder anstrengendem Gehen können wir uns durch das Berühren der Hüftknochen stärken.

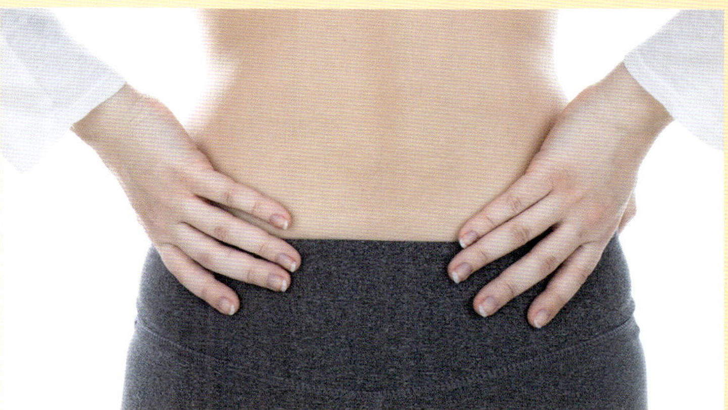

Jede Wanderung oder langes Stehen kann damit erleichtert werden.

Diese Energiefelder unterstützen die Einatmung und sorgen für einen kraftvollen Rücken und einen weiten Brustkorb.

Gallenbeschwerden (Th4)

Zur Harmonisierung der Gallenblasen-Energieströme die linke Hand auf die linke Nackenseite und die rechte Hand auf die rechte Stirnhälfte legen und umgekehrt.

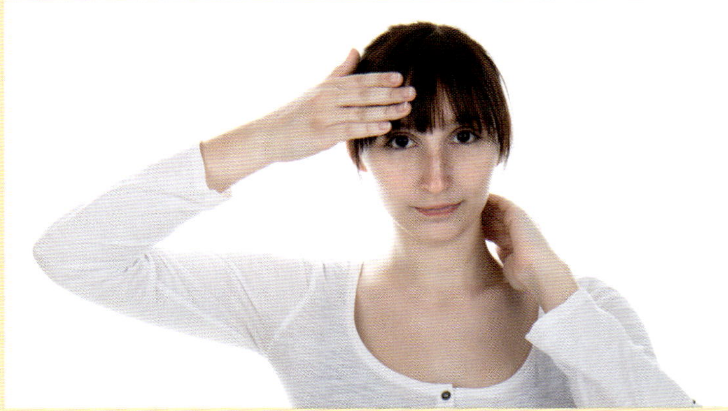

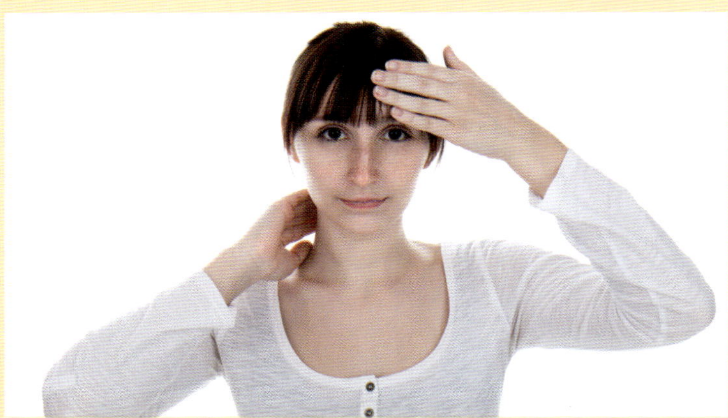

Weitere Möglichkeit: Den Mittelfinger halten.

Leberbeschwerden (Th5)

Um die Leberenergieströme auszugleichen, die linke Hand auf die linke Schädelbasis und die rechte Hand auf das rechte Schlüsselbein legen und umgekehrt.

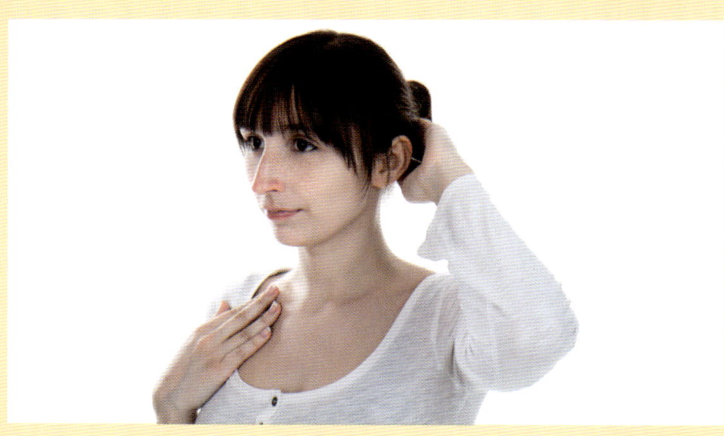

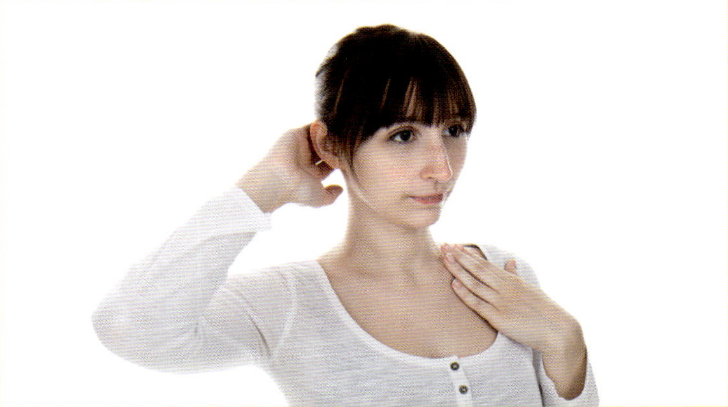

Den Mittelfinger halten, unterstützt das Organpaar Leber/Galle.

Das Organpaar Leber/Galle ist auf der energetischen Ebene für die geistige und körperliche Flexibilität zuständig. Ausgeglichene Leber- und Gallenfunktionsströme helfen sich zu entscheiden, sich zu orientieren, auf die Intuition zu vertrauen und jederzeit handlungsfähig zu bleiben.

Eine hervorragende Hilfe bei Überlastung unserer Entgiftungsorgane Leber und Niere durch Medikamente etc. bietet der Entgiftungsgriff. Hierbei wird die linke Hand auf die linke Niere und die rechte Hand auf das rechte Jochbein gelegt, oder die rechte Hand auf die rechte Niere und die linke Hand auf das linke Jochbein.

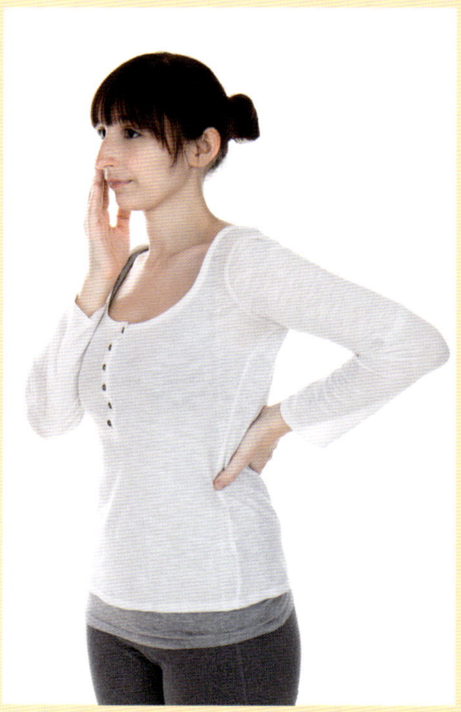

20 Minuten täglich über mehrere Wochen und das Blutbild sowie das Befinden bessern sich in der Regel zusehends.

Magenbeschwerden/Sodbrennen (Th6)

Hier ist der erste Schritt des Magenstroms sinnvoll.
Zum Beispiel: Die linke Hand auf den rechten Wangenknochen und die rechte Hand unter das rechte Schlüsselbein legen oder umgekehrt.

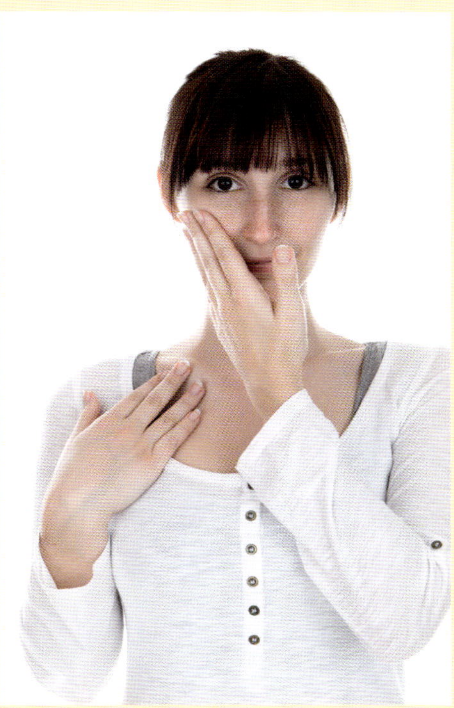

Weiteres unter der Rubrik Verdauungsstörungen (L1) (siehe Seite 33), da hier auch Dünn- und Dickdarm involviert sein können.

Dem Daumen sind die Magen- und Milzenergieströme zugeordnet. Sie helfen das Leben zu verdauen, nicht nur Essbares, auch z. B. schlechte Nachrichten oder heftige emotional, geistige Eindrücke während des Tages sowie einen vollen Terminkalender. Sie tragen dazu bei, dass wir uns abgrenzen können und uns in unserer Haut wohlfühlen sowie unseren Platz im Leben finden. Über die Milzströme nehmen wir die Sonnenenergie auf, die jede Zelle mit Licht versorgt. Disharmonie bedeutet Sorge, Grübeln, Verdauungsprobleme, Zahnerkrankungen, Heißhungerattacken usw.

Eine gute Unterstützung für alle Verdauungsorgane ist auch, die Hände unter die Rippenbögen zu legen

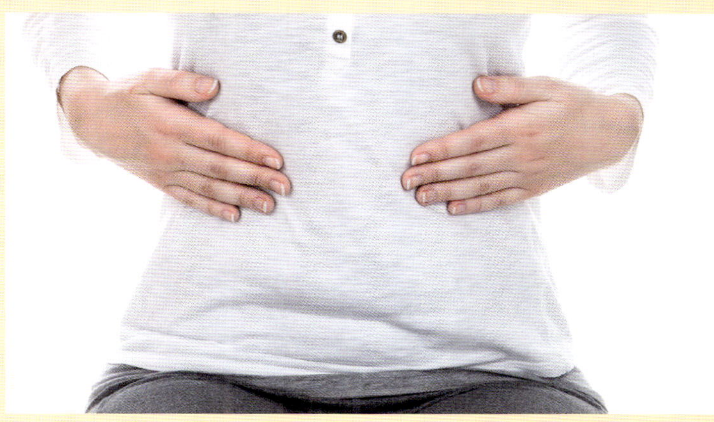

oder eine Hand gleichzeitig auf die Innenseite des Oberschenkels der gleichen Körperseite abzulegen. Genauso umgekehrt.

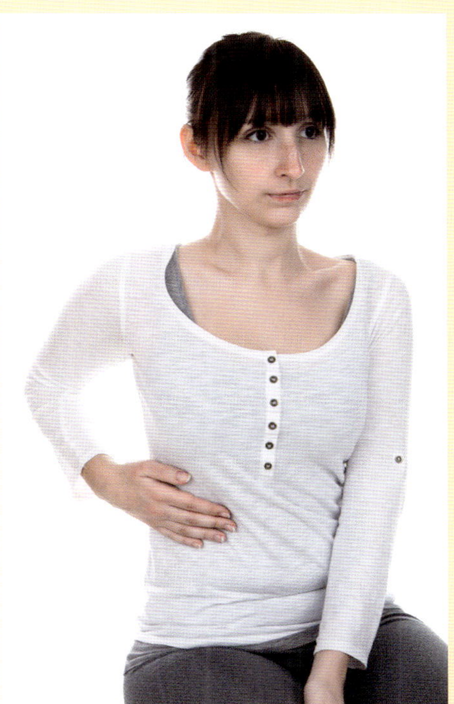

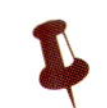

Weitere Möglichkeit: Den Daumen halten.

Immunsystem (Th8)

Der zentrale Strom – auch Mittelstrom genannt – wurde auf den Seiten 15 ff. ausführlich beschrieben. Er hat für die Stärkung des Immunsystems eine herausragende Bedeutung.

„Er ist unsere Lebensquelle. Wir sind genau in dem Maße harmonisch oder aus dem Takt, wie es der Energiezufluss aus dieser Quelle ist." (Mary Burmeister)

Eine weitere allumfassende Hilfe für unser gesamtes energetisches System erfahren wir durch das Halten unserer Finger. Sämtliche Energiefelder, alle Organe, Gewebeschichten und Wirbel, sowie Einstellungen – Emotionen – können wir über die einzelnen Finger erreichen. Jeden Finger einzeln locker umschließen; meist reichen wenige Minuten. Es ist unwichtig in welcher Reihenfolge, wie oft und wie lange.

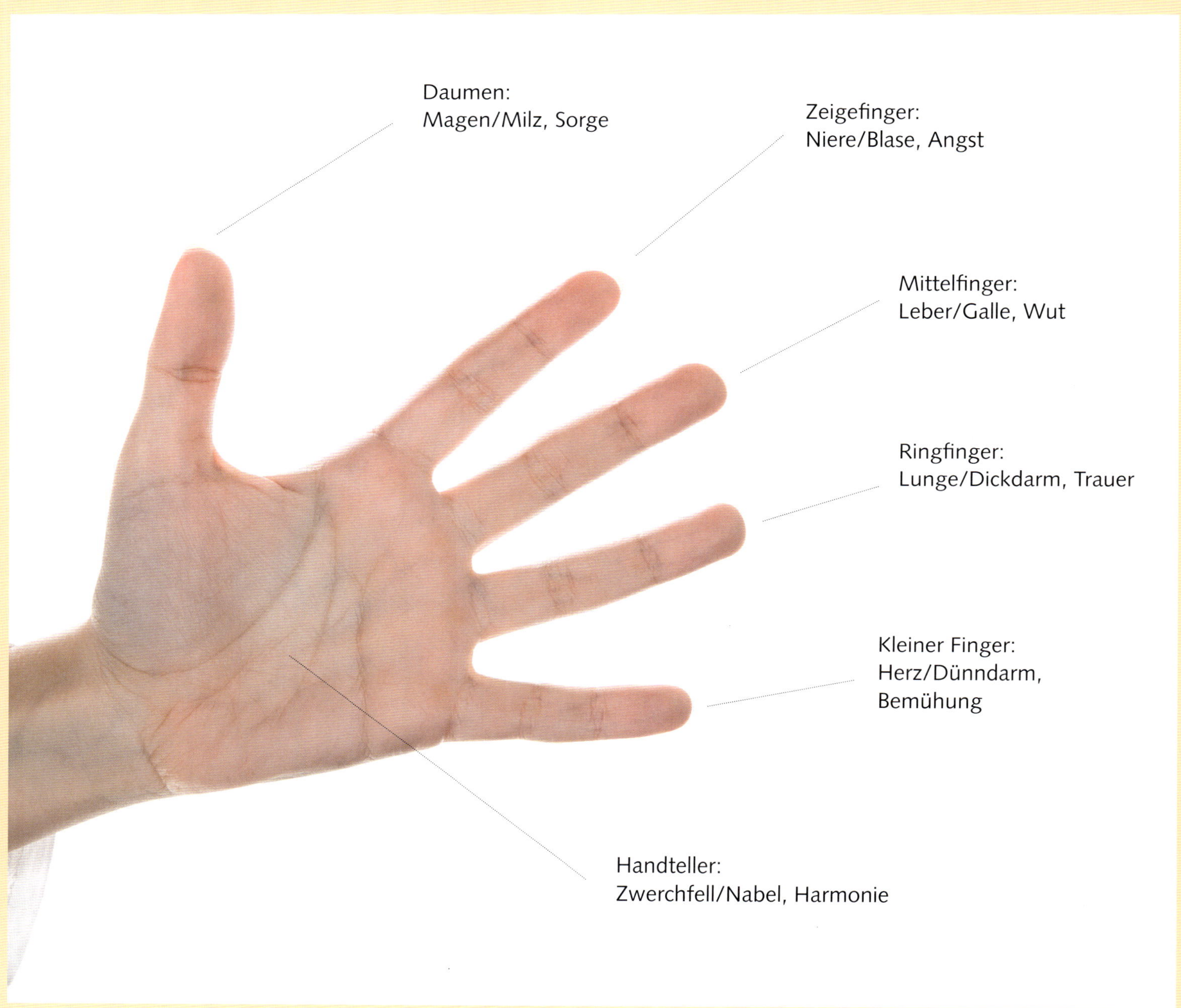

Es empfiehlt sich täglich den Mittelstrom zu machen oder/und die Finger zu halten. Ein sinnvoller Kurzgriff für das Immunsystem wäre außerdem:

Eine Hand auf den oberen Schulterblattrand, die andere an die Leiste der gleichen Körperseite zu legen.

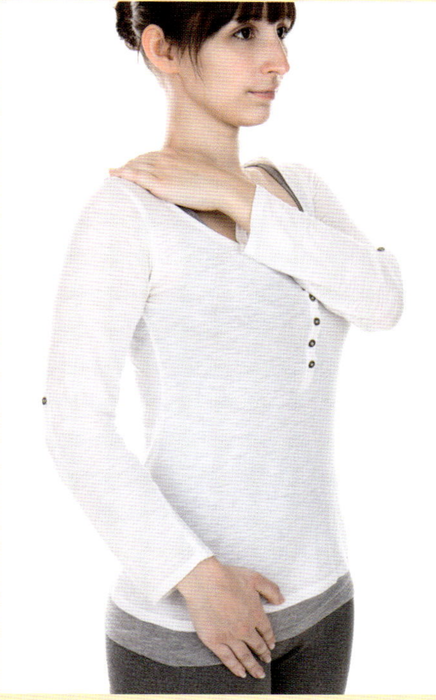

Das Energiefeld am oberen Schulterblattrand hat die Bedeutung einer schwingenden „Tür". Es hilft Probleme abzuwehren, Unwohlsein auszutarieren; Geben und Nehmen befinden sich im Gleichgewicht. Es wirkt wie ein körpereigenes Antibiotikum und kann vorbeugend immer mal wieder gehalten werden. Die Stelle in der Leiste bedeutet „Lachen, Freude, Glücklichsein". Es unterstützt den Körper bei Heilungsprozessen ganz allgemein, besonders jedoch bei Knochenbrüchen und nach Operationen.

Bei schwerwiegenden Erkrankungen, vor und nach Operationen, sowie in der Rekonvaleszenz gibt es noch den Finger-Zehen-Strom.
Es ist sinnvoller und effizienter diesen vom Partner machen zu lassen.
Dabei werden vom behandelnden Partner der kleine rechte Zeh mit einer Hand und der linke Daumen mit der anderen Hand gehalten. Nach 3–5 Minuten wechselt er zum rechten Ringzeh und zum Zeigefinger der linken Hand... bis am Ende der rechte große Zeh zusammen mit dem linken kleinen Finger gehalten wird. Genauso wird auf der anderen Seite vorgegangen. Wo man anfängt ist unwichtig, es kommt auf die Diagonale an.
Dieses Strömungsmuster bewegt sich vom Daumen zum gegenüberliegenden kleinen Zeh, vom Zeigefinger zum Ringzeh usw. in Form von lauter „Achten" diagonal durch den Körper. Die gesamte Wirbelsäule, jede Nervenzelle, jedes Gewebe und alle Körperfunktionen werden von diesem Strom erreicht.

Ist kein Partner vorhanden bietet sich der im nachfolgenden Bild dargestellte einfache Selbsthilfegriff an: Die rechte Hand auf den linken Fuß oder die linke Hand auf den rechten Fuß legen.

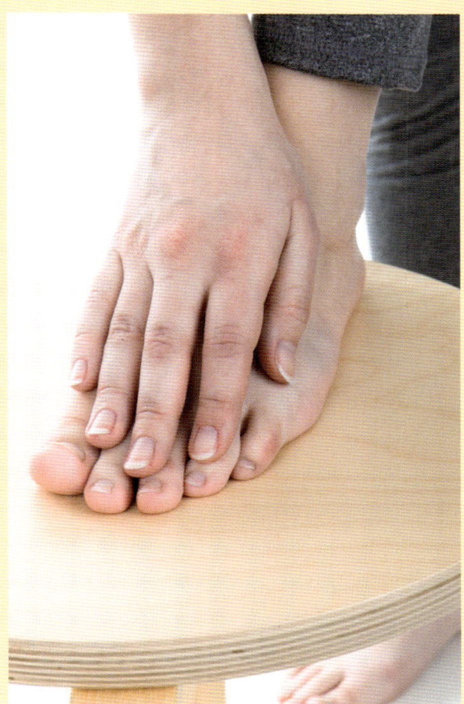

6.3 Halswirbelsäule

6.3.1 Der Halswirbel C7 – Prominens

Ursachen – Zusammenhänge

Ein verschobener 7. Halswirbel deutet oftmals auf eine Schilddrüsenerkrankung, Schleimbeutelentzündungen in der Schulter und Ängste hin. Der Patient fühlt sich oft unterdrückt, lässt sich demütigen, leidet still und wehrt sich nicht. Ebenso werden Erkältungen begünstigt.

Da der C7 das Verbindungsglied zwischen „oben" und „unten", also Kopf und Rumpf ist, führen Verschiebungen gerade hier zu einem ganz massiven Energiestau. Mit Energiestau ist hier auch physisch gesehen das Blut und die Lymphflüssigkeit gemeint. Durch die daraus entstehenden Verengungen können sich kleinste Teilchen (Schlacken) an den Gefäßwänden ablagern. Die den Rumpf umgebenden Muskeln werden nicht mehr richtig durchblutet und verspannen sich. Diese so genannten Schlacken können sich folglich dann auch in der Muskulatur absetzen und diese übersäuern. Als Folge befindet sich zu viel „schlackenhaltige" Energie (Chi) im oberen Bereich. Es kommt zu Stauungen. Der untere Bereich ist unterversorgt, da ja die Energie von oben fehlt. Zu viele Schlacken im oberen Bereich können zu Schwindelgefühlen führen und sogar Depressionen auslösen bzw. verschlimmern. Das Richten des C7 kann tiefe Emotionen freisetzen, deshalb viel TRINKEN & RUHEN!

Hier noch ein **Beispiel**, das die Komplexität der Vorgänge verdeutlicht: Der C7 hat eine enge Verbindung zur Schilddrüse. Eine Störung hier kann eine Fehlbildung an der Großzehenaußenseite hervorrufen oder verstärken, den so genannten Hallux valgus. Denn an der Zehenaußenseite liegt die Fußreflexzone für die Schilddrüse und für den 7. Halswirbel.

Untersuchung

Zuerst den 7. Halswirbel bestimmen. Der Patient beugt seinen Kopf nach vorne und dann nach hinten. Der C7 ist der 1. Wirbel von oben, der beim Nicken des Kopfes fest bleibt, also nicht nach innen geht.

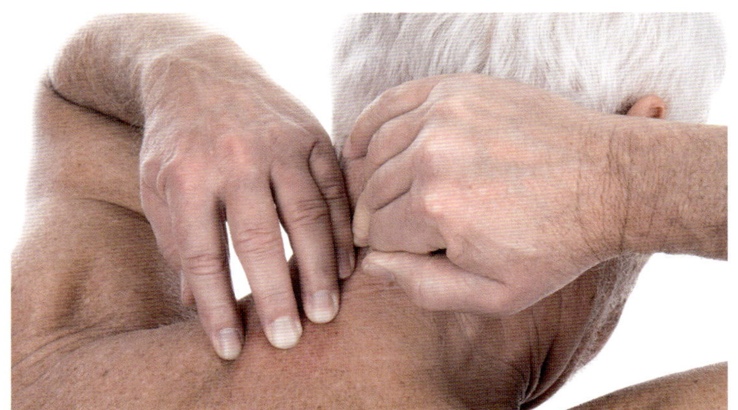

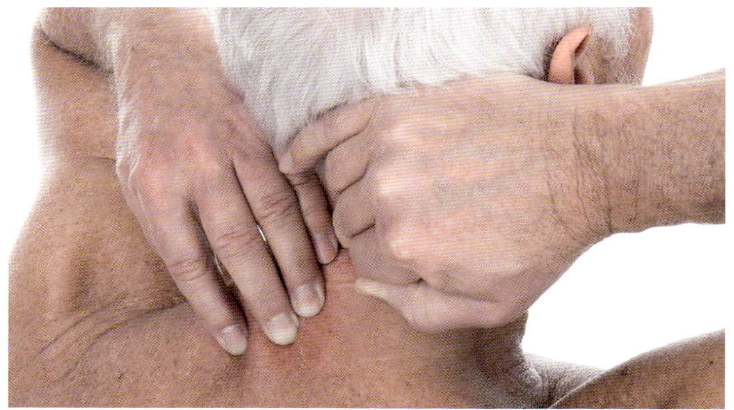

Eigenübung

Die Eigenübung ist sowohl im Sitzen als auch im Liegen möglich. Der Patient geht mit dem Daumen der jeweiligen Seite an den Dornfortsatz des 7. Halswirbels und dreht den Kopf nach links und rechts. Wenn man in die Richtung schaut, von der ein Wirbel weggeschoben werden soll, ausatmen und den Druck auf den Dornfortsatz verstärken. Wenn die Übung im Sitzen erfolgt, unbedingt auf eine gerade Haltung achten, die Schultern seitlich auf 90° anheben und die Ellbogen abwinkeln, um die optimale Druckrichtung der Finger zu gewährleisten. Ist dies nicht möglich, die Übung liegend durchführen.

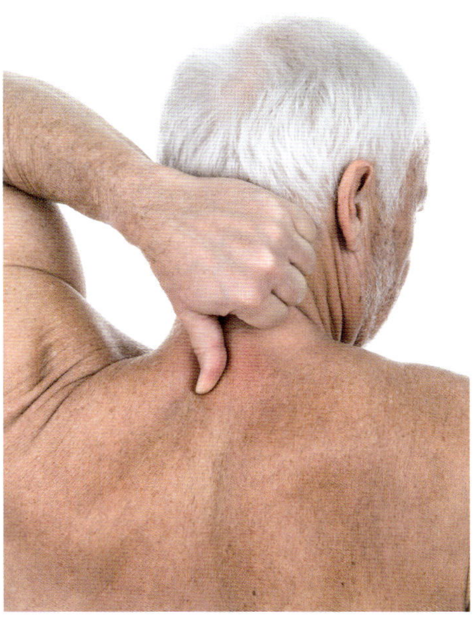

6.3.2 Halswirbel C6 bis C2

Ursachen – Zusammenhänge

Dieser Bereich der Wirbelsäule hat einen entscheidenden Einfluss auf die Versorgung des Gehirns mit Blut und ist so einerseits für das optimale Zusammenspiel der linken und rechten Gehirnhälfte, andererseits vor allem für Probleme im Kopfbereich verantwortlich.

6. Halswirbel

Blockaden des C6 sind an Oberarmschmerzen, Mandelentzündung, Kropf, Krupp, Keuchhusten und einem „steifen" Hals beteiligt. Bei über 60 Patienten mit Durchflussstörungen der Halsschlagader (A. carotis communis) konnten wir einen verschobenen 6. Halswirbel feststellen. Bei diesem so genannten anatomischen Engpass kann eine jahrelange Verschiebung zu einer leichten Komprimierung der Gefäße führen. Kommt eine falsche, z. B. fettreiche Ernährung hinzu, können die Arterien schneller durch Ablagerungen „verkalken", da der Durchfluss erschwert ist. Dies ist oft auch eine Mitursache für einen Schlaganfall. Emotional kann bei Problemen am C6 eine gewisse Starre des Patienten in Hinblick auf „sich öffnen" für Neues oder Toleranz eine Rolle spielen.

5. Halswirbel

Probleme am 5. Halswirbel äußern sich im emotionalen Bereich ebenfalls so, wie beim C6 beschrieben. Körperliche Symptome sind Kehlkopfentzündung, Heiserkeit, Halsschmerzen und chronische Erkältung. Ferner wird das Halschakra, auch Kehlkopfchakra genannt, beeinflusst. Wenn das Kehlkopfchakra optimal funktioniert, steigert das die Redegewandtheit, was im Umkehrschluss bedeutet, dass es bei schlechter Funktion gestört ist. Der Patient hat dann oft einen „Kloß im Hals". Außerdem fehlt ihm die Fähigkeit, sich durchzubeißen.

4. Halswirbel

Ein verschobener 4. Halswirbel äußert sich häufig in seitlichen Kopfschmerzen, da sich in diesem Bereich der Gallenblasenmeridian mit den Nervenverästelungen der Halswirbelsäule kreuzt. Auch Katarrh, Dauerschnupfen, Lippenkrämpfe und aufgesprungene Lippen können Symptome eines verschobenen 4. Halswirbels sein. „Seelische" Probleme können sich bei Patienten durch einen fehlenden Halt, in Form eines nicht vorhandenen eigenen festen Standpunkts auszeichnen. Der Betroffene macht sich wegen verschiedenster Belastungen zu viel Kopf und versucht es jedem Recht zu machen. Durch diese Überbelastung kann er nicht mehr abschalten. Auch können nicht verarbeitete Situationen im Leben, die sich anhand von Schuldgefühlen widerspiegeln, hier über den 4. Halswirbel einen ersten Therapieansatz über die physische Ebene finden.

3. Halswirbel

Körperlich kann man die Beschwerden in vier Gruppen einteilen. Zum einen in Nervenbeschwerden, zum anderen in Ohren-, Zahn- und Hautproblemen. Unter die Nervenbeschwerden fallen Neuralgien und Gesichtsnervenschmerzen. Die Ohren sind von Ohrensausen, Tinnitus und Gehörverlust, oft einseitig, betroffen. Die Zähne schmerzen, neigen zu Karies, das Zahnfleisch blutet. Pickel und Akne zeigen sich vor allem auf der Gesichtshaut. Emotional gesehen, fehlt hier oft das richtige Zu- und Hinhören.

2. Halswirbel – Axis

Verschiebungen des 2. Halswirbels sind bei Nebenhöhlenbeschwerden, Ohrenschmerzen und gar Taubheit auszumachen. Ebenfalls deuten Augenleiden hier auf eine Blockade hin. Ist ein Auge akut und schwankend schlechter als das andere, so kann ein Richten des C2 die Sehschärfe wieder verbessern oder gar ausgleichen. Dem Patienten fehlt die Weitsicht, er schaut entweder weg oder überfordert seinen Sehsinn. Somit kann auch das Stirnchakra, auch 3. Auge genannt, weniger gut arbeiten. Das 3. Auge ist wichtig für das „Hinter-etwas-Sehen" oder den „Durchblick". Bei Beeinträchtigungen weiß man oft nicht mehr, welchen Weg man einschlagen soll. Auch Sprachstörungen können mit einem verschobenen 2. Halswirbel zusammenhängen.

Untersuchung

Zunächst versucht man mit den Fingerbeeren an den Querfortsätzen die verrutschten Wirbel ca. 1 – 1½ Daumen (hier sind die Daumen des Patienten gemeint!) breit neben der Mitte in der Mulde zwischen Wirbelsäulenmitte und seitlichem Kopfdrehermuskel (M. sternocleidomastoideus) auszumachen.

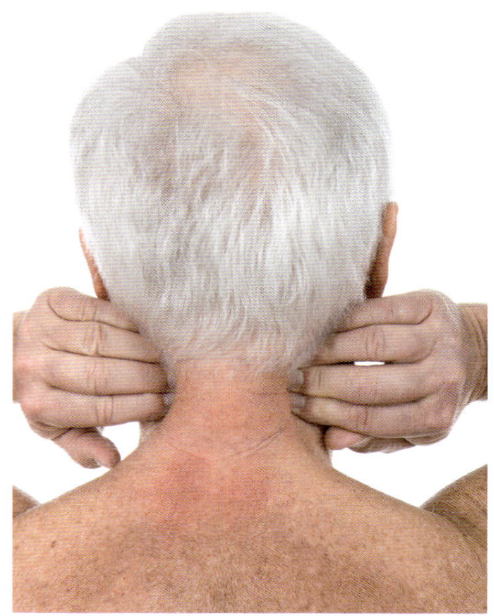

Eigenübung

Die Eigenübung ist sowohl im Sitzen als auch im Liegen möglich. Man geht mit seinen Fingerbeeren an die Querfortsätze der Halswirbelsäule und dreht den Kopf nach links und rechts. Wenn man in die Richtung schaut, von der ein Wirbel weggeschoben werden soll, ausatmen und den Druck auf den Querfortsatz verstärken. Wenn die Übung im Sitzen erfolgt, unbedingt auf eine gerade Haltung achten, die Schultern seitlich auf 90° anheben und die Ellbogen abwinkeln, um die optimale Druckrichtung der Finger zu gewährleisten. Ist dies nicht möglich, die Übung liegend durchführen.

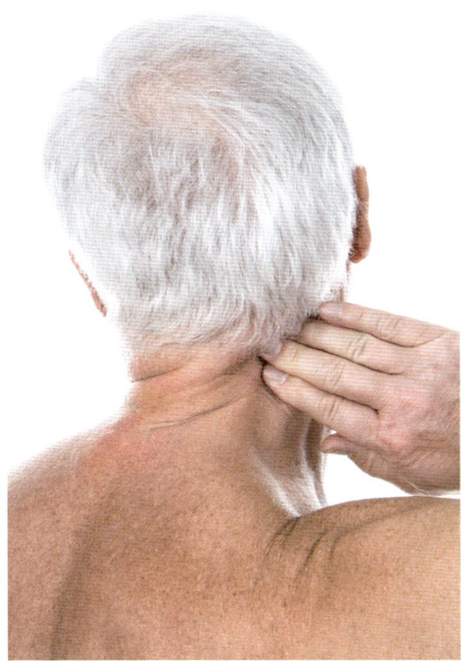

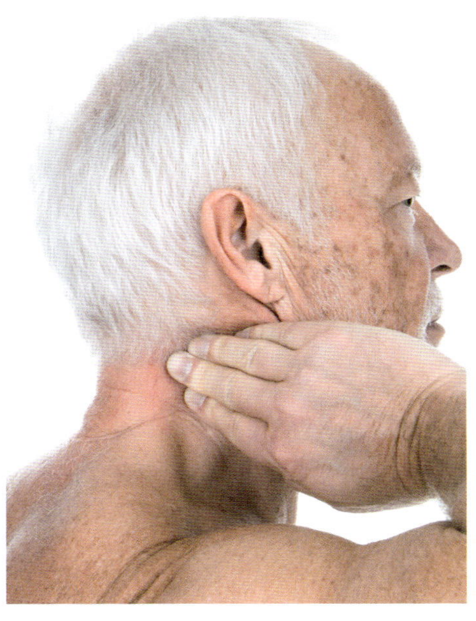

Klassisch nach Dorn:
Ist ein Wirbel z. B. nach rechts verschoben, umfasst die linke Hand die Halswirbelsäule und die Finger liegen an den rechten Dornfortsätzen an. Den Kopf nun nach rechts drehen, hin und her bewegen und immer, wenn die Bewegung nach rechts erfolgt, ausatmen und in diesem Fall verstärkt nach links ziehen.

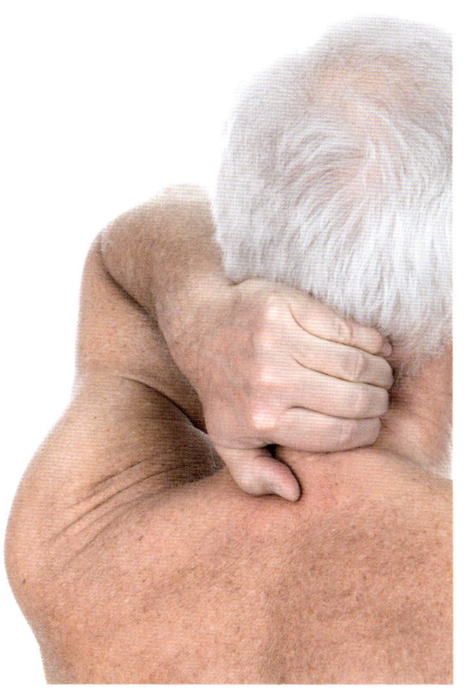

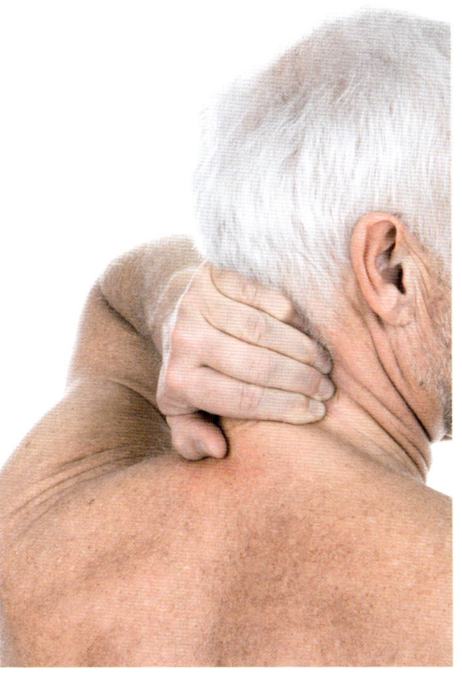

Halswirbel C1 – Atlas

Ursachen – Zusammenhänge

Der Atlas, der als einziger Wirbel nur Querfortsätze (dafür längere als alle anderen Wirbel) besitzt, ist eine der wichtigsten Schaltstellen der Wirbelsäule. Zwischen Atlas und Axis befindet sich keine Bandscheibe, denn der Atlas sitzt direkt auf dem Axis. Wenn hier der Energiefluss blockiert wird, erhält das Gehirn bzw. eine Gehirnhälfte falsche Signale.

Hier gilt das Gleiche wie bei der Beinlängendifferenz (nach dem Resonanzprinzip: „Wie oben so unten"). Das Gehirn hat sich dann häufig schon an diese Fehlinformationen gewöhnt, wodurch die Zellinformationen bereits verändert wurden. Dadurch kann es bei Behandlungen durch die plötzlich wieder auftretende Mehrdurchblutung kurzzeitig zu Schwindelgefühlen kommen. Auch können Wärmegefühle, ein Kribbeln oder Kopfschmerzen auftreten. Diese sollten sich jedoch spätestens nach 1–2 Tagen wieder geben.

Da der Atlas Einfluss auf die Zwischenwirbellocharterie (A. vertebralis) hat, die durch die Öffnung im Wirbelkörperzwischenloch führt und Verbindungen zum Rückenmark und zum Kleinhirn (Cerebellum) hat, wirken sich Verschiebungen meistens auf den Kopfbereich aus (durch Kopfschmerzen, Migräne, Schwindel, Doppeltsehen und Gedächtnisschwund). Halbseitige Lähmungen werden durch ungleiche Durchblutung der Gehirnhälften begünstigt, da der Wirbel auf die den hinteren Teil des Gehirns versorgende Arterie (Arteria vertebralis) drückt, welche das sauerstoffhaltige Blut zum Gehirn transportiert.

Bluthochdruck und chronische Müdigkeit sind weitere Auswirkungen. Eine Verschiebung des C1 geht immer mit einem der beschriebenen Symptome einher. Fehlen diese, handelt es sich um eine anatomische knöcherne Veränderung, die man nicht behandeln muss.

Übrigens: Ca. ein Drittel aller Neugeborenen haben einen verschobenen ersten Halswirbelkörper bzw. eine Fehlspannung der Faszien im Seitenvergleich. Die Korrektur der Muskelzüge dieses Halswirbels lässt sich durch einen versierten Dorn-Therapeuten beim Säugling in Rückenlage gefahr- und problemlos bewerkstelligen.

Ein verschobener Atlas kann auf folgende mögliche geistige Blockaden hinweisen: Patienten mit Problemen am Atlas wollen gerne alles mit dem Kopf erfassen, ihnen fehlt dadurch häufig die „Übersicht" und die Verbindung nach oben zu ihrer eigenen „geistigen Führung", auch als „höheres Selbst" bekannt. Dieser „Draht nach oben" wird durch das so genannte Kronenchakra aufrechterhalten. Doch dessen verbindende Funktionsfähigkeit zwischen geistiger und physischer Ebene kann durch eine Blockade am Atlas ebenfalls stark eingeschränkt sein.

Eigenuntersuchung

Der Patient fährt mit seinen Daumenbeeren in der Mitte des Hinterhauptbereiches nach unten bis an das Ende der Schädelknochen. Dort ist eine kleine Mulde zwischen den Muskelansätzen zu finden. Wenn sich dort unterschiedliche Faszienspannungen ertasten lassen, in Form von einer härteren oder dickeren Stelle, so ist dort auch der Druck bei der Eigenübung verstärkt auszuführen.

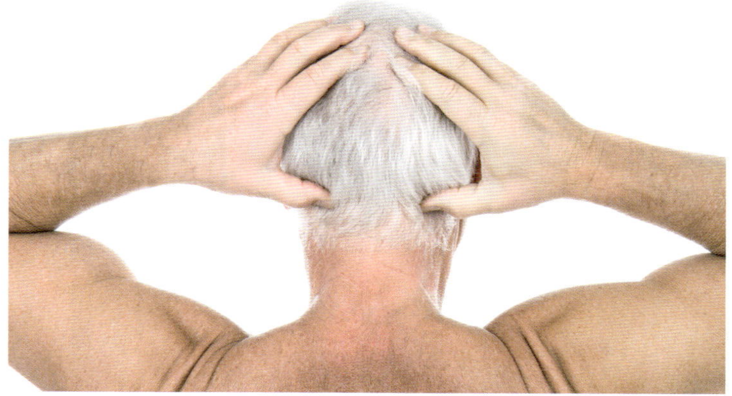

Eigenübung

Nun wird mit dem Daumen der entsprechenden härteren oder verdickten Seite verstärkt gedrückt, wenn der Kopf, welcher leicht nach hinten geneigt ist, zur gleichen Seite der zu behandelnden Stelle gedreht wird. Dabei ausatmen. Dann langsam und anschließend ohne Druck zur Gegenseite drehen und wieder einatmen. Das Ganze sechs- bis achtmal wiederholen und anschließend nachtasten.

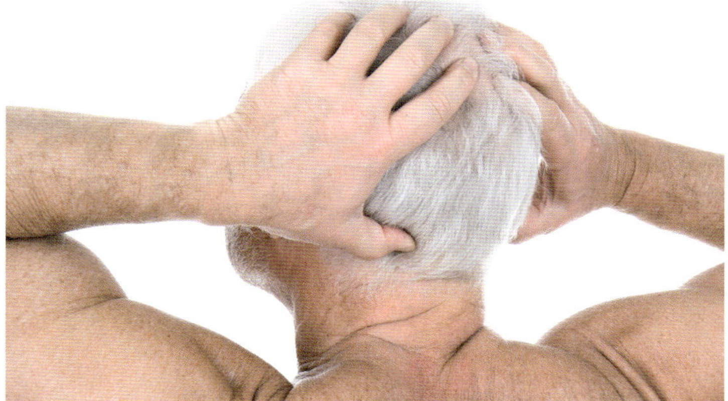

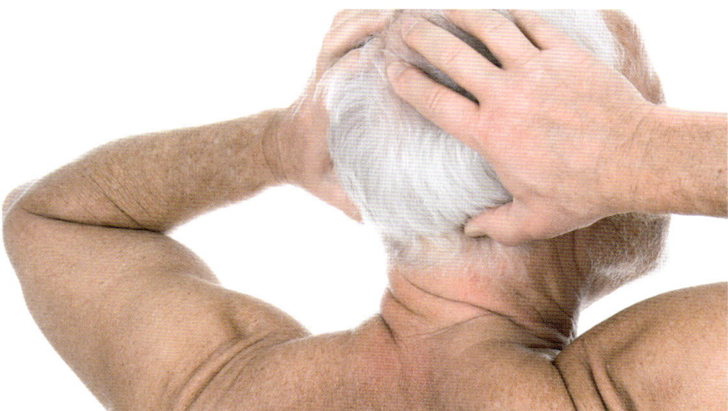

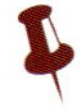

Der Kopf sollte aber bei allen Eigenübungen an der Halswirbelsäule nicht nach vorne oder unten hängen, da sich die Muskeln sonst zu sehr anspannen und die Korrektur erschweren. Den Kopf also einfach gerade, mit einem ganz leichten Blick nach unten, lassen.

Mit Jin Shin Jyutsu haben wir die Möglichkeit jeden einzelnen Wirbel über das Halten eines Fingers zu energetisieren. Viele unserer Körperfunktionen sind über das Nervensystem mit der Wirbelsäule verbunden. Anhand der nachfolgenden Zuordnung können wir je nach Bedarf den passenden Finger halten:

Die Wirbelsäule unterteilt sich in
7 Halswirbel (C = Cervical)
12 Brustwirbel (Th = Thorakal)
5 Lendenwirbel (L = Lumbal)
Dazu kommen noch Kreuz- und Steißbein.

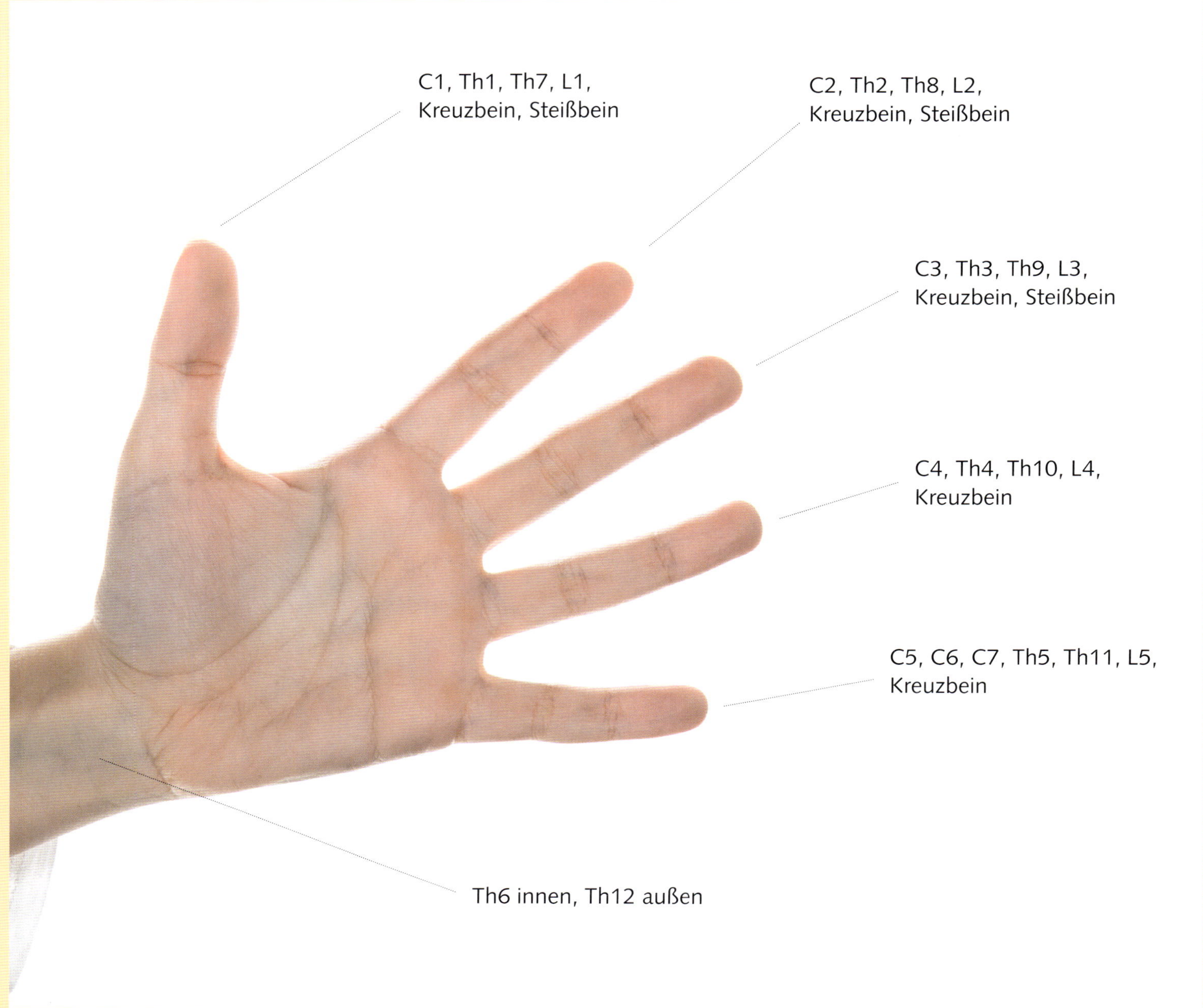

Die Halswirbelsäule C1 – 7 betreffend:

Kopfschmerz/Migräne (C1)

Es gibt viele Arten von Kopfschmerzen, deren Ursachen oft nicht erklärbar sind. Allerdings gibt es eine meist erfolgreiche Selbsthilfe. Zu Beginn der Schmerzen reicht es oft aus, den Finger leicht zu umschließen, der bei der Überprüfung am meisten weh tut. Kneifen Sie hierzu nacheinander seitlich in jedes Fingergrundgelenk.

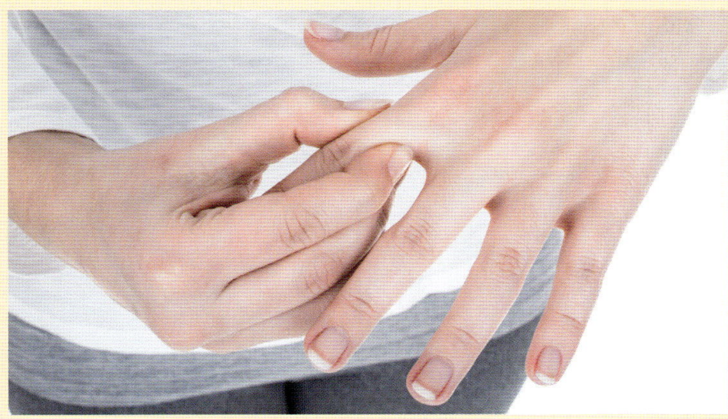

Der Finger, der am schmerzhaftesten reagiert, wird sanft gehalten.

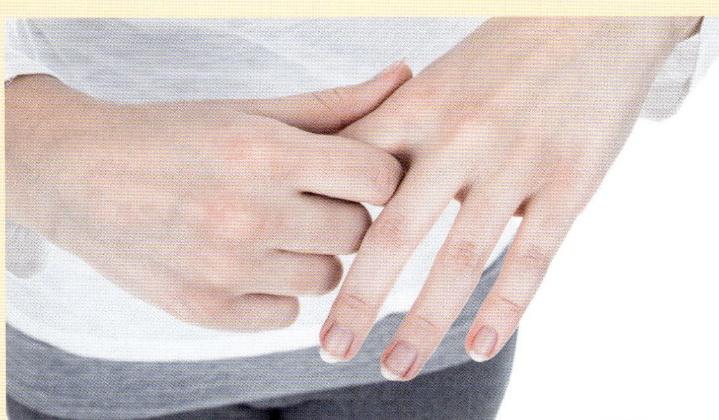

Ist der Schmerz schon länger vorhanden, gibt es weitere Möglichkeiten: Beim Abtasten der gesamten Schambeinkante feststellen, ob dort eine Stelle schmerzhaft auf kräftigen Druck reagiert

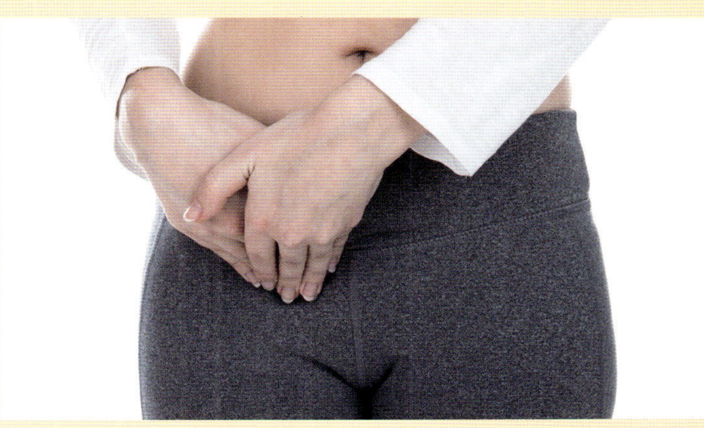

oder alternativ die Stellen an der Außenseite des Knies in Höhe des Wadenbeinköpfchens.

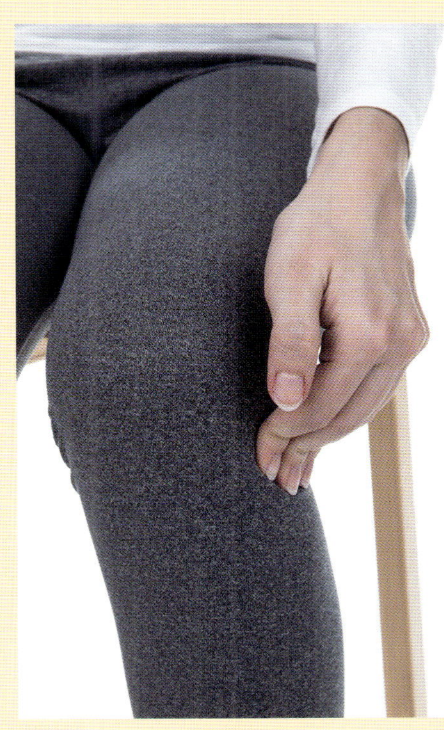

Falls an diesen Stellen keine Druckempfindlichkeit vorhanden ist, könnten die Stellen zwischen Außenknöchel und Ferse schmerzhaft auf Druck reagieren.

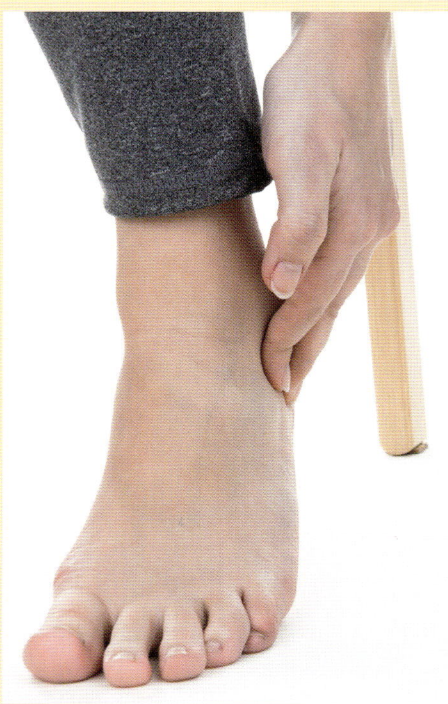

Wo immer die schmerzhafte Reaktion war, wird die Hand sanft abgelegt.

Eine weitere einfache Möglichkeit wäre, die Zehengrundgelenke seitlich zu kneifen, um dann den schmerzhaften Zeh zu halten.

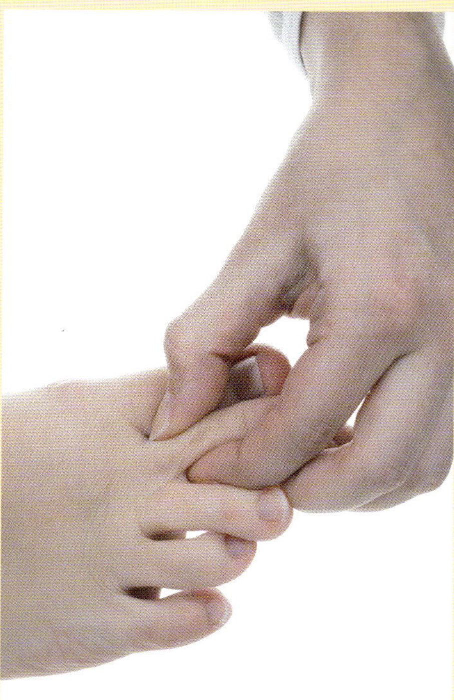

Meist ist es entweder der kleine, vierte oder mittlere Zeh, der auf den Kneiftest reagiert.

Wie lange die druckempfindlichen Stellen berührt werden sollen – nicht drücken, nur sanft die Hand auf die schmerzhafte Stelle ablegen oder Finger respektive Zeh umschließen – ist unterschiedlich. Es können 10 aber auch 20 Minuten sein.

Schwindel (C1)

Hier werden die Innenfußgewölbe berührt.

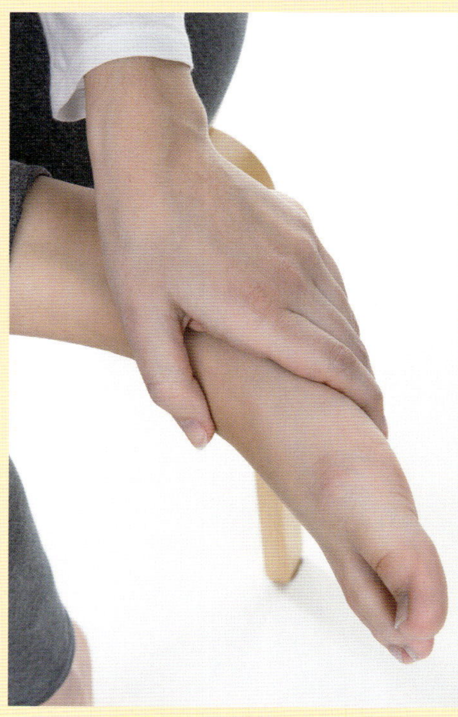

Diese Stelle sorgt für unseren muskulären Halt und hält uns im Gleichgewicht. Sie hilft uns zu unterscheiden, welches Maß das Richtige ist, um in Balance und aufrecht zu sein. Nicht nur körperlich sondern auch moralisch.

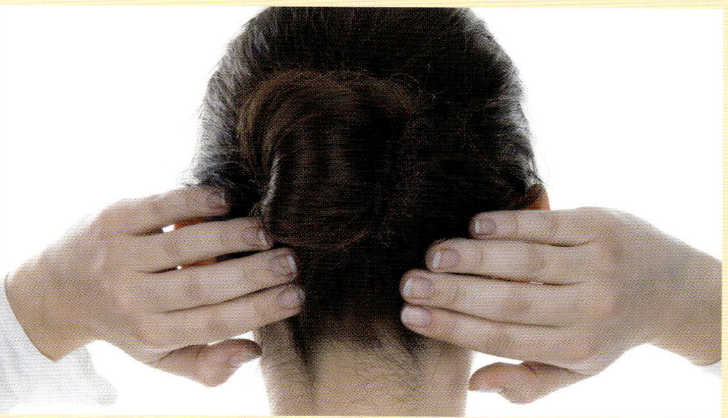

Alternativ kann die Schädelbasis gehalten werden. Hier befindet sich die „medulla oblongata", in deren Bereich sich viele Nervenstränge und Energieströme kreuzen. Diese Felder öffnen den Energiefluss in den Kopf hinein. Die Energie wird von rechts nach links und umgekehrt verteilt und verbindet damit die beiden Gehirnhälften. Bei Berührung der

Schädelbasis weitet sich der Beckenboden und eine tiefe Atmung setzt ein, die alle Zellen besser mit Sauerstoff versorgt. Um das Energiefeld in der Schädelbasis zu unterstützen, kann gleichzeitig das Energiefeld am Wangenknochen mit der freien Hand gehalten werden.

Beispiel: Die linke Hand auf die rechte Schädelbasis und die rechte Hand auf den linken Wangenknochen.

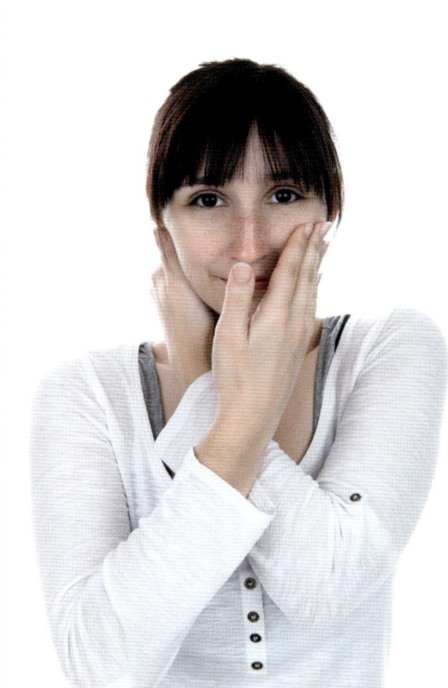

Alternativ den rechten oder linken Ringfinger halten. Der Ringfinger ist u.a. mit dem energetischen Feld an der Schädelbasis verbunden.

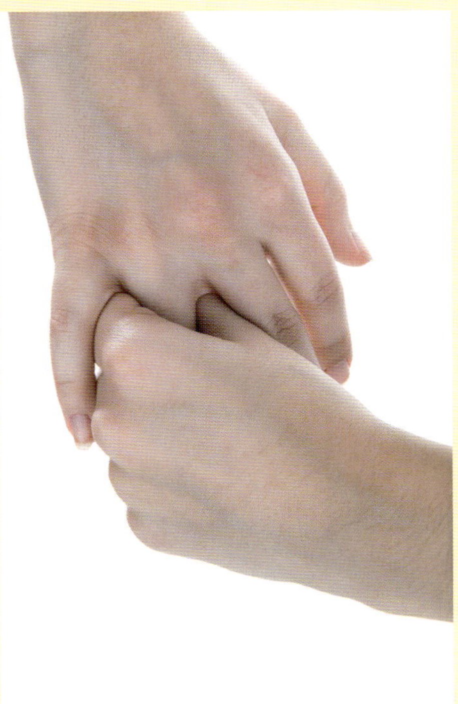

Tinnitus (C3)

Oft entstehen Ohrgeräusche in Stress-Situationen, die schulmedizinisch nicht immer erfolgreich zu behandeln sind. Die Nabelfunktionsenergie zu unterstützen, die sehr wichtig für alle anderen Energieströme ist, kann hierbei sehr hilfreich sein: häufig findet sich beim Abtasten des Oberarms der betroffenen Seite eine druckempfindliche Stelle oder eine Verhärtung im Gewebe. Hier wird die Hand leicht abgelegt.

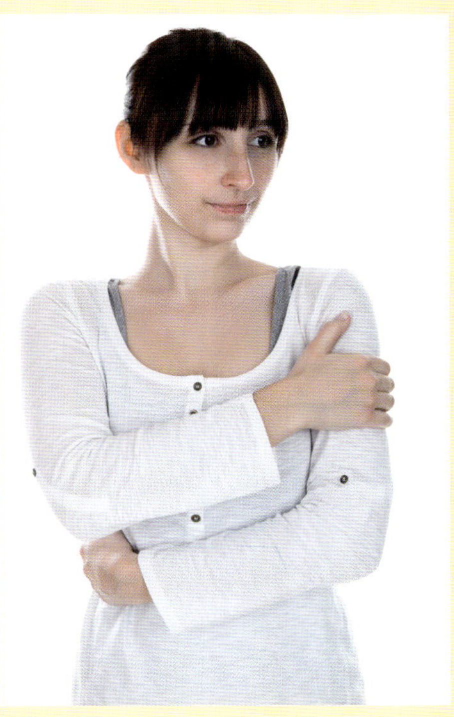

Je öfter und länger, desto besser.

Die Nabel- und Zwerchfellströme beleben und nähren die anderen 10 Organströme. (Magen/Milz, Lunge/Dickdarm, Leber/Galle, Blase/Niere und Herz/Dünndarm) Sie kümmern sich um die Harmonie auf allen Ebenen. Bei Blockaden kommt es zum Verlust von Lebensfreude. Das Gefühl des Angebundenseins an die göttliche Quelle geht verloren und Verzweiflung breitet sich aus.

Zahnschmerz (C3)

Die schmerzhafte Stelle und gleichzeitig den Oberarm auf der gleichen Seite halten.

Die Dickdarmfunktionsenergie fließt durch den Arm und den Nacken, durchströmt die Gesichtshälften und ist für die Versorgung des Kiefers und für das Zahnfleisch zuständig.

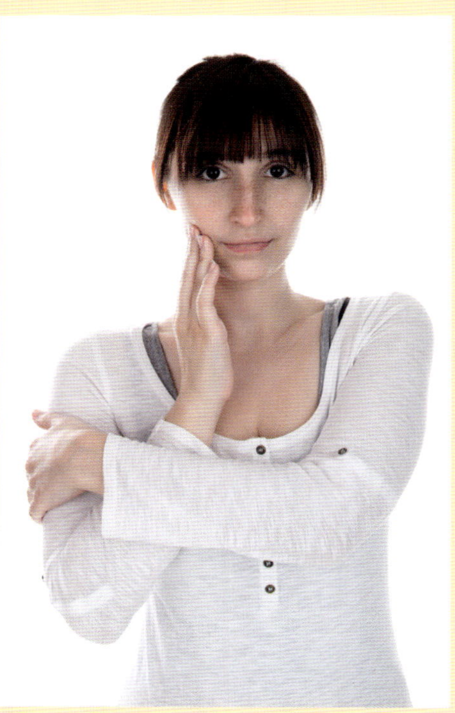

Eine weitere Möglichkeit ist der erste Schritt des Magenstroms. Hier werden Wangenknochen und Schlüsselbein der gleichen Seite berührt. Die Magenfunktionsenergie fließt vom Kopf bis zu den Zehen und hilft gestaute Energie abwärts zu transportieren. Bei Schmerzen auf der rechten Seite wird die linke Hand auf das rechte Jochbein und die rechte Hand auf das rechte Schlüsselbein gelegt.

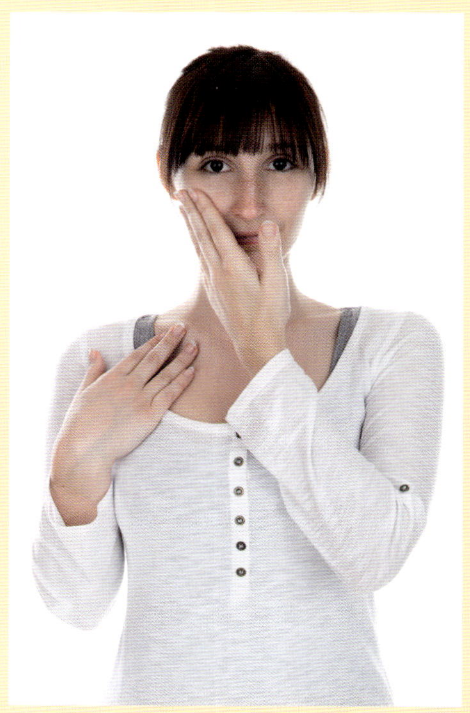

7. Schulter

7.1 Schultergelenk

Anatomie

Der Schultergürtel, die Verbindung zwischen Arm und Rumpf, wird aus den beiden Schlüsselbeinen (Claviculae) und Schulterblättern (Scapulae) gebildet. Das Schlüsselbein ist gelenkig mit dem Schulterblatt und dem Brustbein verbunden, der Oberarm über das Schultergelenk mit dem Schulterblatt. Der ganze Schultergürtel sitzt leicht verschiebbar auf dem Brustkorb auf, ähnlich wie ein Reiter auf dem Pferd. Wird der Schultergürtel angehoben, verliert er seine Auflage und hängt mit seinem gesamten Gewicht an der Halswirbelsäule und dem Kopf.

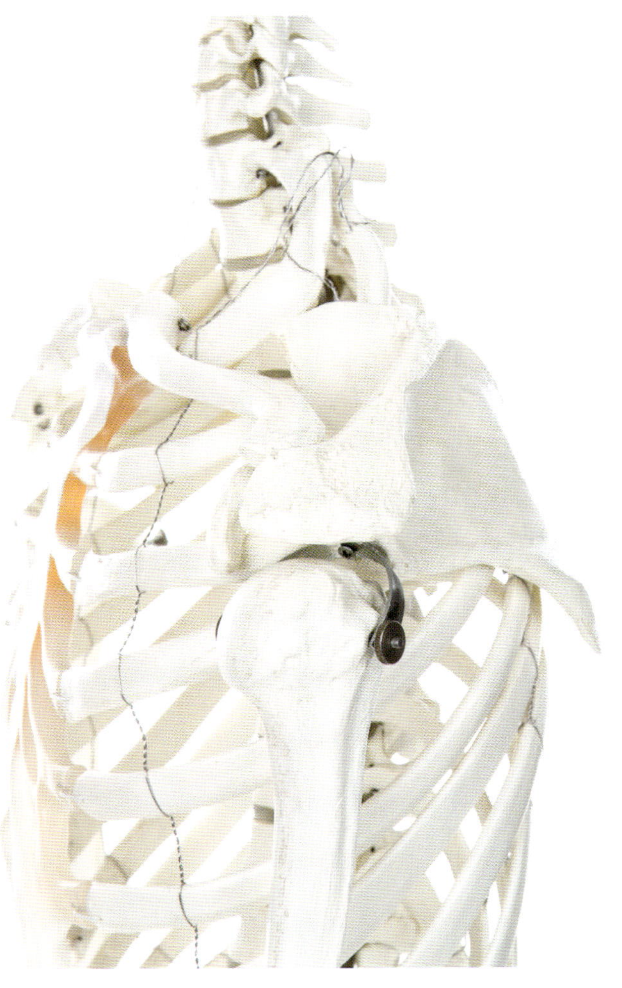

Eigenübung

Seitlich mit angewinkeltem Arm (90°) an die Wand stellen, mit der freien Hand Druck auf die Schulter nach unten ausüben und diesen die gesamte Übung über beibehalten. Einen Schritt zur Seite gehen, wobei der Unterarm an der Wand verbleibt.

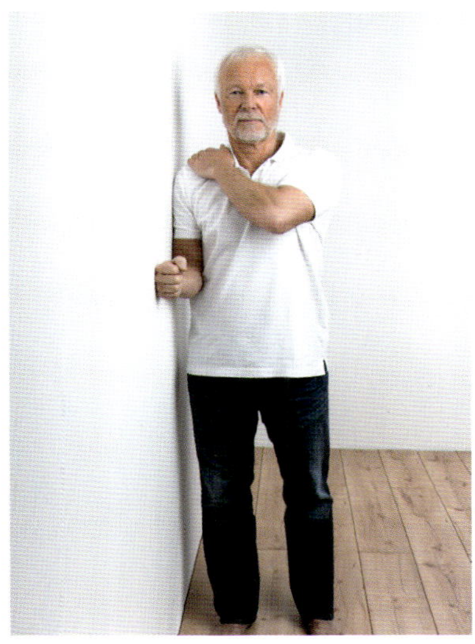

Nun unter dem Druck des Körpergewichtes gegen die Wand in die Knie gehen und wieder aufrichten, d.h. zurück in die Ausgangsstellung. Ein paar Mal wiederholen, dann das andere Schultergelenk behandeln.

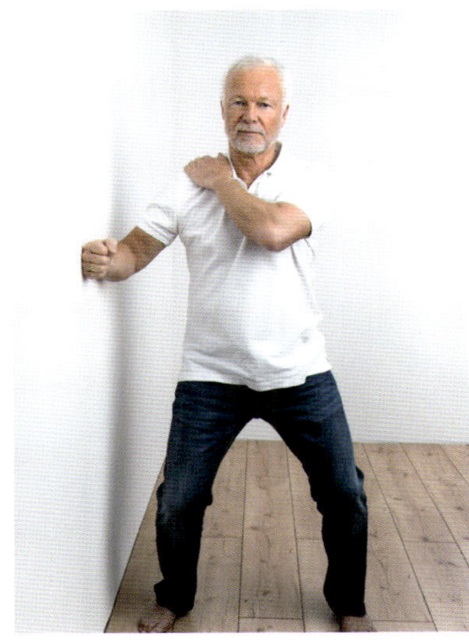

Klassisch nach Dorn:

Mit vor dem Körper angewinkeltem Arm (90° – Unterarm nach oben und Handfläche nach innen) gerade, mit angespannter Muskulatur hinsetzen.

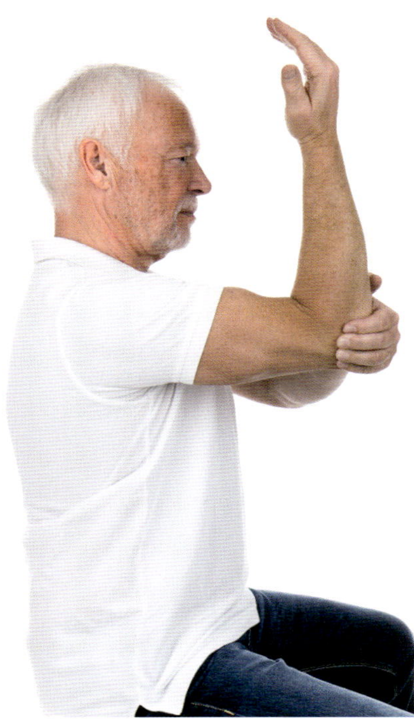

Mit der anderen Hand wird gegen das Ellbogengelenk in Richtung Körper gedrückt. Dabei den Arm nach unten bringen. Ausatmen.

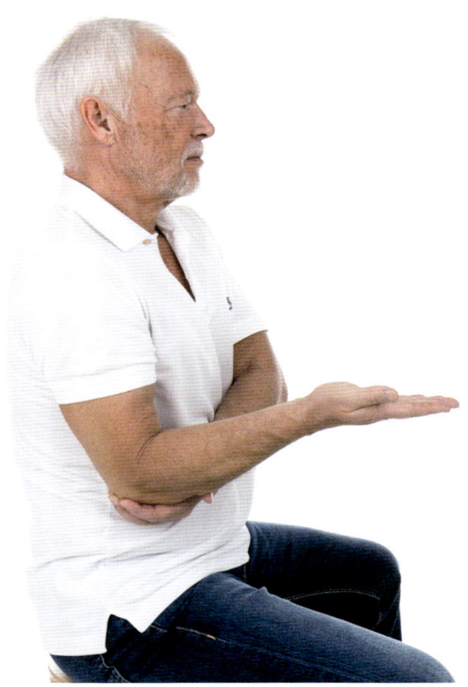

Um den Gegendruck etwas zu verstärken, kann man sich mit dem Rücken an einer Wand oder Stuhllehne stabilisieren.

7.2 Schulterhochstand

Untersuchung

Auch ein Schulterhochstand ist so offensichtlich, dass er sehr leicht zu sehen ist. Die höhere Schulter wird behandelt. Hier übt eine vorhandene Beinlängendifferenz, vornehmlich an der längeren Seite, eine Kompression auf das Schulterdach aus, wodurch hier eine funktionelle „Verengung" stattfinden kann. Also erst die Fehlstatik, z. B. der Hüfte und anderer Gelenke, ausgleichen, dann Halswirbelsäule, Schulter usw. richten.

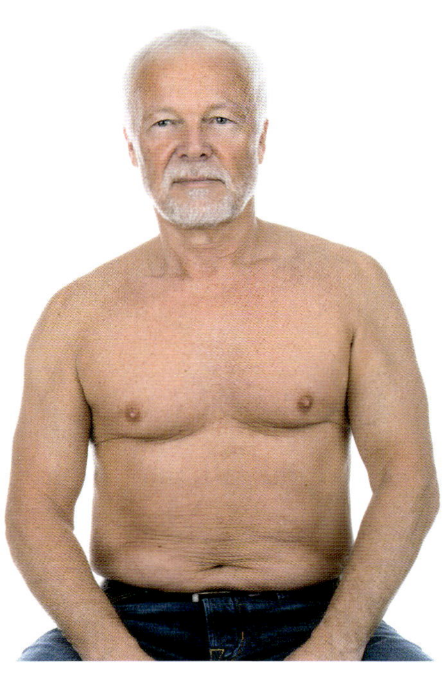

Eigenübung

Der Patient sitzt auf einem Hocker und legt die Gegenhand von oben auf die Schulter, die zu hoch erscheint.

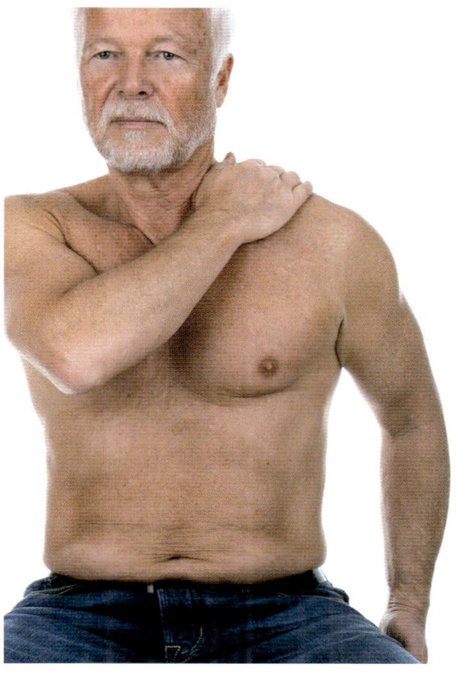

Nun kreist er diese Schulter nach hinten. Immer wenn sie nach unten bewegt wird, verstärkt der Patient den Druck mit der Gegenhand nach unten, wobei ausgeatmet wird.

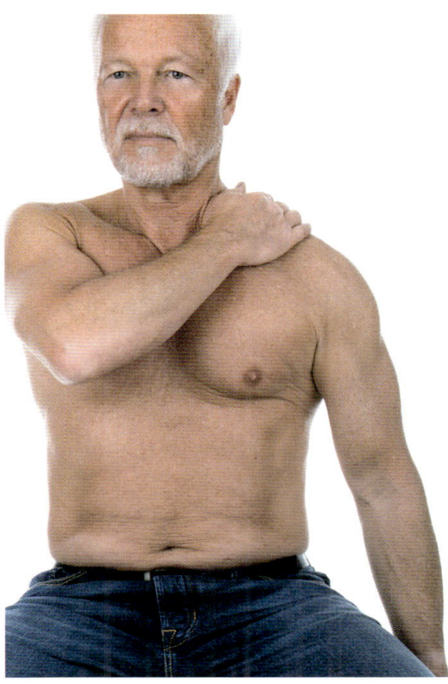

Acht- bis zehnmal wiederholen und sich die Schultern anschließend ansehen. Gegebenenfalls die Behandlung wiederholen. Ausstreichen.

7.3 Schlüsselbeinvorstand

Ursachen – Zusammenhänge

Manchmal passiert es, dass ein gerichteter 6. oder 7. Brustwirbel immer wieder mit all den bereits beschriebenen Auswirkungen in seine Fehlstellung rutscht. Bevor man nun die Flinte ins Korn wirft, sollte man nach einem Vorstehen des Schlüsselbein-Brustbein-Gelenks oder einem Schlüsselbeinhochstand Ausschau halten. Es ist möglich, dass über einen Schlüsselbeinvorstand ein gestörtes Druck-Zug-Verhältnis über die Muskelketten auf die Wirbelkörper ausgeführt wird und Muskeln in Spannung geraten, die am 6. bzw. 7. Brustwirbel positioniert sind und diese immer wieder herausziehen. In diesem Fall ist das Gelenk und dann der Wirbel wie nachfolgend beschrieben zu richten.

Untersuchung

Die Untersuchung besteht hier in einer Inspektion des Schlüsselbeins. Ein nach vorne verschobenes Gelenk erkennt man an dessen Hervorstehen, einen Hochstand an dem höher liegenden Schlüsselbeinknochen im Seitenvergleich. Verschoben ist das Gelenk, wenn es auf Druck von vorne (Schlüsselbeinvorstand) oder auf Druck von oben (Schlüsselbeinhochstand) einseitig empfindlicher ist.

Auch bei Tinnitus (Ohrensausen) ist ein Schlüsselbeinhochstand wegen dem übermäßigen Zug auf die Muskeln der Halswirbelsäule und daraus resultierenden Gefäßeinengungen durch überspannte Muskulatur zu berücksichtigen.

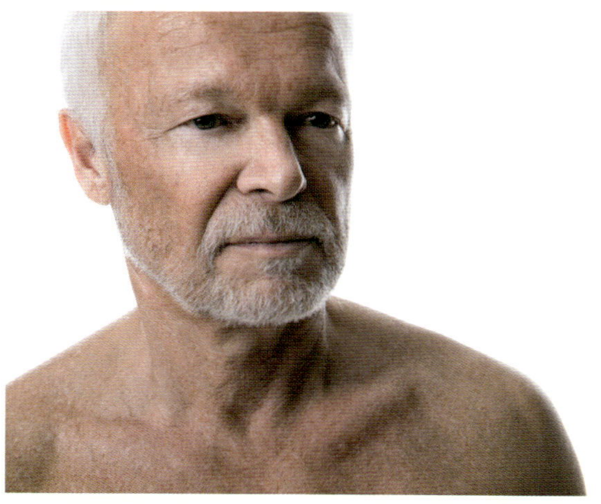

Eigenübung

Schlüsselbein-Brustbein-Gelenk-Vorstand

Der Patient sitzt aufrecht auf dem Hocker. Die Gegenhand drückt nun mit dem Handballen auf das vorstehende Gelenk in Richtung Brustkorb. Dann mit dem Arm der zu behandelnden Seite pendeln. Immer wenn der Arm nach hinten schwingt, wird der Druck verstärkt. Dabei ausatmen.

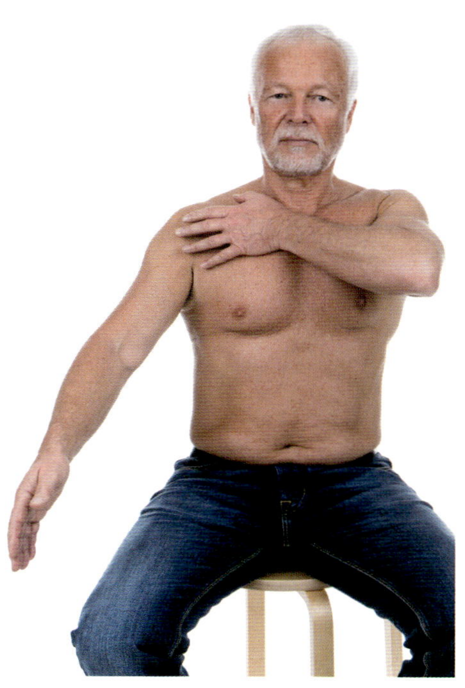

Ein paar Mal wiederholen, nochmals nach einer Verschiebung sehen und gegebenenfalls wiederholen.
Druckrichtung immer vom Kehlkopf weg, leicht seitlich in Richtung Schultergelenk.

7.4 Schlüsselbeinhochstand

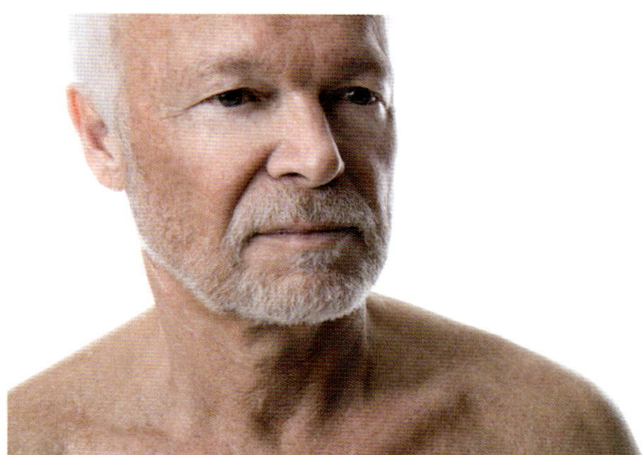

Eigenübung

Der Patient sitzt aufrecht auf einem Stuhl. Er drückt von oben mit der Gegenhand der zu behandelnden Seite auf den zu hohen Schlüsselbeinknochen.

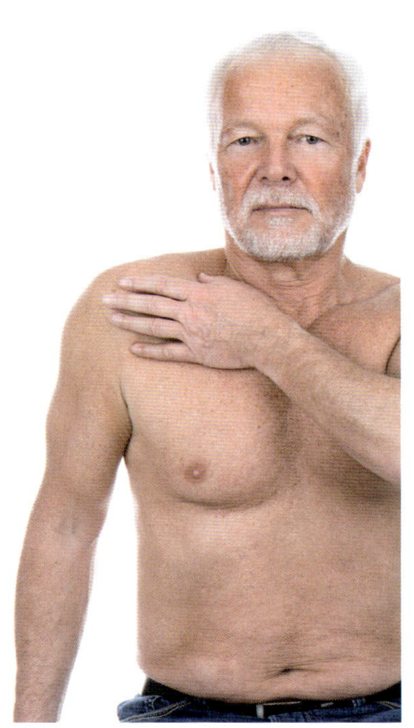

Nun kreist er mit seinem Arm zuerst ein paar Mal rückwärts. Immer wenn der Arm nach unten geht, wird der Druck von oben verstärkt.

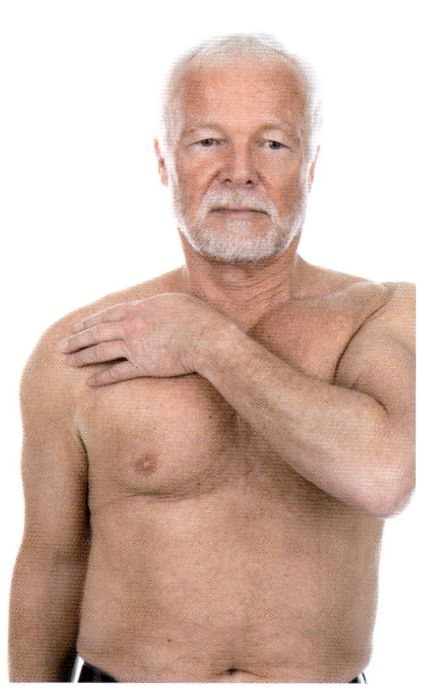

Dabei ausatmen. Wiederholen.

Prüfen, ob sich der Hochstand ausgeglichen hat und gegebenenfalls die Behandlung wiederholen.

Schultergelenk

Die Energiefelder am linken und rechten oberen Schulterblattrand versorgen unter anderem unsere Arme mit Energie. Hier die eine Hand und die zweite in die Leiste der gleichen Körperseite gelegt, ist daher sehr hilfreich bei den vorgenannten Beschwerden.

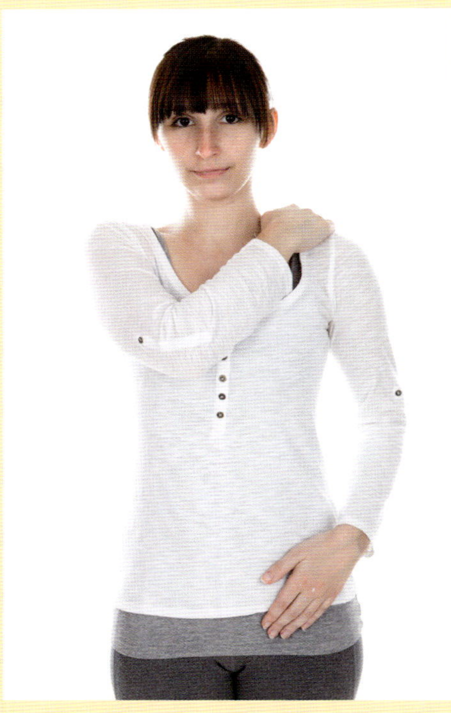

Ein durchlässiges Energiefeld ist eine wesentliche Voraussetzung bei allen Heilungsprozessen und sollte immer mal wieder unterstützt werden, indem die rechte Hand locker auf die linke Schulter gelegt wird oder die linke Hand auf die rechte Schulter.

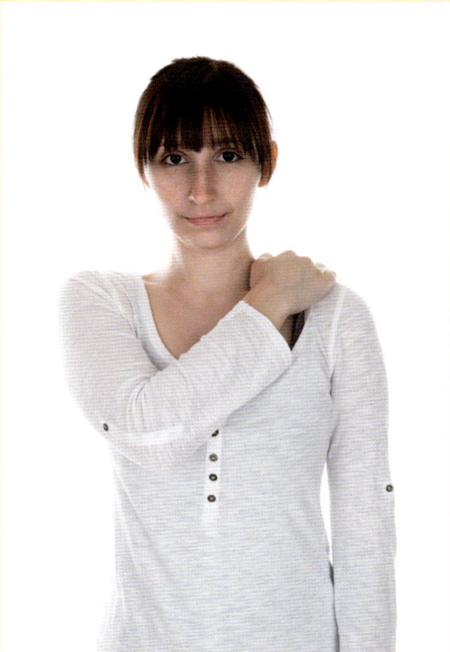

Des Weiteren ist es hilfreich, die Dickdarmfunktionsenergie zu unterstützen, die durch diesen Bereich fließt.

Dazu eine Hand auf den Nackenansatz der anderen Körperseite legen und die freie Hand umschließt den Zeigefinger der abgelegten Hand und umgekehrt.

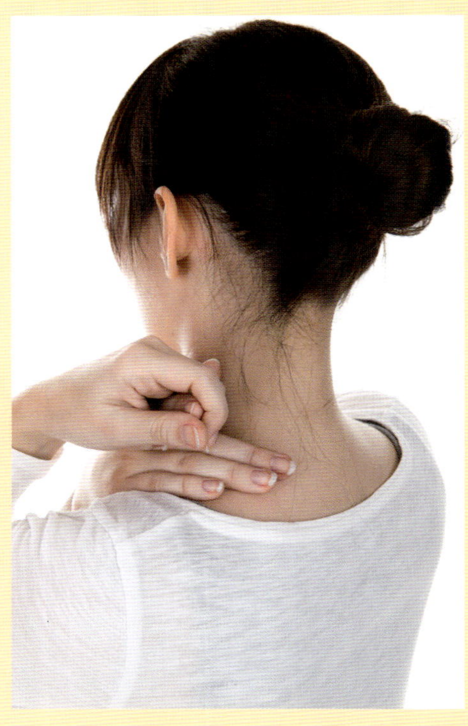

8. Ellenbogengelenk

Anatomie

Das Ellenbogengelenk besteht aus drei Einzelgelenken. Das Humeroulnargelenk zwischen Oberarmknochen und Elle ist zuständig für die Beugung (Flexion) und Streckung (Extension).

Das Humeroradialgelenk zwischen Oberarm und Speiche sowie das proximale Radioulnargelenk zwischen Elle und Speiche steuern den gelenkigen Kontakt.

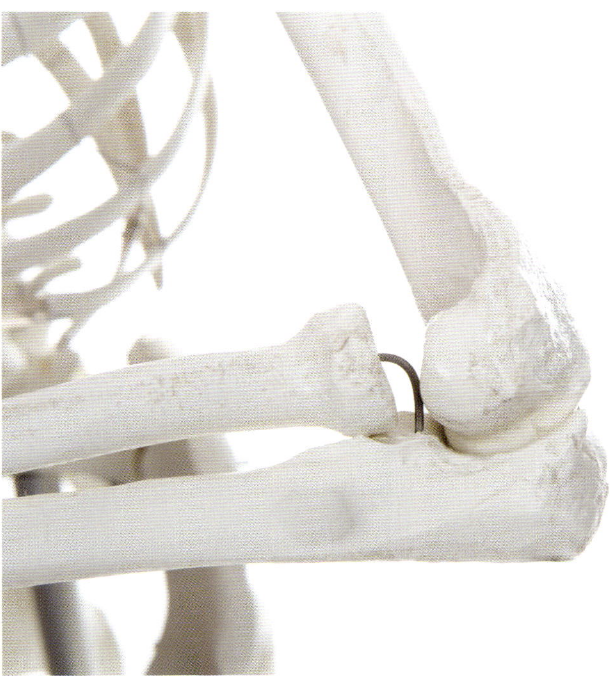

Ursachen – Zusammenhänge

Der Ellenbogen macht meistens dann Probleme, wenn er überlastet wird. Wer kennt nicht den lästigen Tennisarm, der seit dem Siegeszug der Computermaus auch immer mehr Menschen am Schreibtisch befällt? Die Muskeln reagieren auf Druck und Zug durch statische Überlastung, was häufig an der Vorderseite des Ellenbogens zu einer Überlastung und gleichzeitig an der Innenseite zu einer Verkürzung führt. Das Richten des Ellenbogengelenks entlastet dieses unausgeglichene Druck-Zug-Verhältnis. Der Energiefluss wird freier und die Muskeln werden gelockert. Wie bereits angeführt, besteht oft eine Verbindung zwischen Schulter-, Ellenbogen-, Handgelenk- und Fingergelenkbeschwerden.

Bei Ellbogenproblemen lohnt ein Blick auf den 1. Brustwirbel. C6 und C7 sind häufig mit verschoben und können so über muskuläre Verkettungen Schmerzen über den Oberarmbereich zum Ellbogen weiterleiten. Um hier ständig auftretende Verschiebungen zu vermeiden, sei Menschen, die viel am PC arbeiten, empfohlen, den Bildschirm gerade statt seitlich, also vor das Gesichtsfeld zu stellen. Dadurch werden statisch bedingte Fehlhaltungen und Kompressionen der Nervenverästelungen von C6, C7 und Th1 vermieden.

Menschen mit Ellbogenschmerzen schränken sich selbst in der Freiheit ein (Ellbogenfreiheit!) – man hat Angst, sich zu viel Spielraum zu gönnen.

Eigenübung

Einen Oberarm kurz oberhalb des Ellenbogengelenks gegen eine möglichst mit einem Kissen gepolsterte Tischkante oder eine Behandlungsliege drücken. Den Arm dabei anwinkeln. Nun die Hände mit den Handflächen ineinander legen. Unter Druck des Oberarms gegen die Kante mit der anderen Hand den Unterarm in Richtung Boden drücken. Dabei ausatmen. Ein paar Mal wiederholen. Den Arm wechseln.

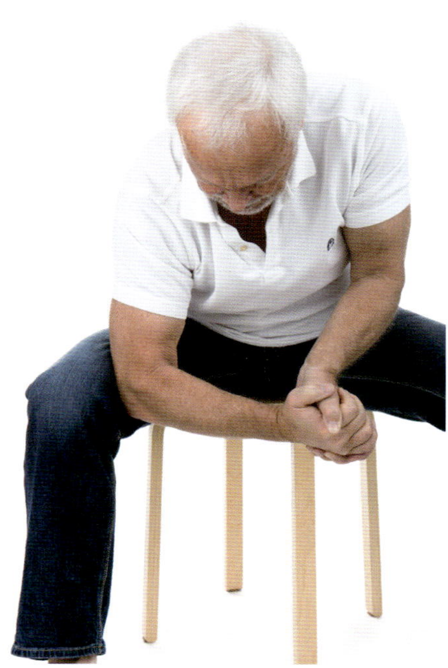

Eventuell im Sitzen das zu behandelnde Ellenbogengelenk gegen die Oberschenkelinnenseite pressen und die Übung ausführen.

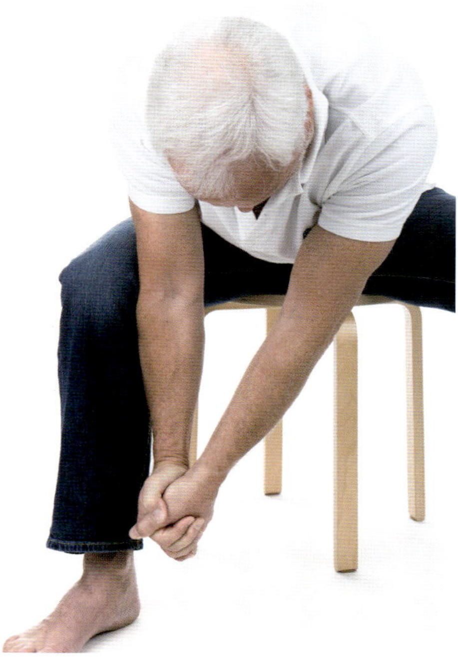

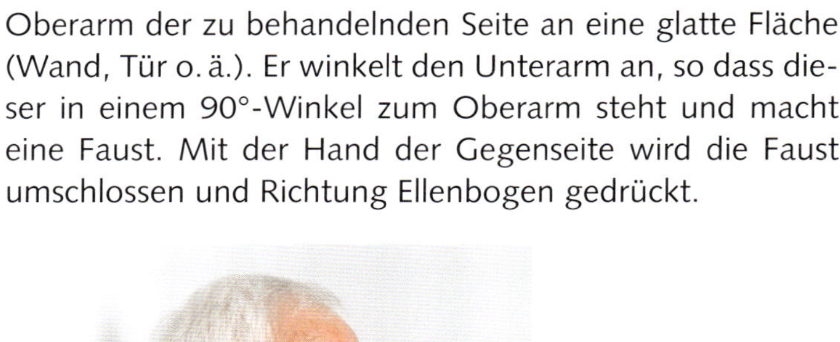

Alternativ stellt sich der Patient mit dem Rücken und dem Oberarm der zu behandelnden Seite an eine glatte Fläche (Wand, Tür o. ä.). Er winkelt den Unterarm an, so dass dieser in einem 90°-Winkel zum Oberarm steht und macht eine Faust. Mit der Hand der Gegenseite wird die Faust umschlossen und Richtung Ellenbogen gedrückt.

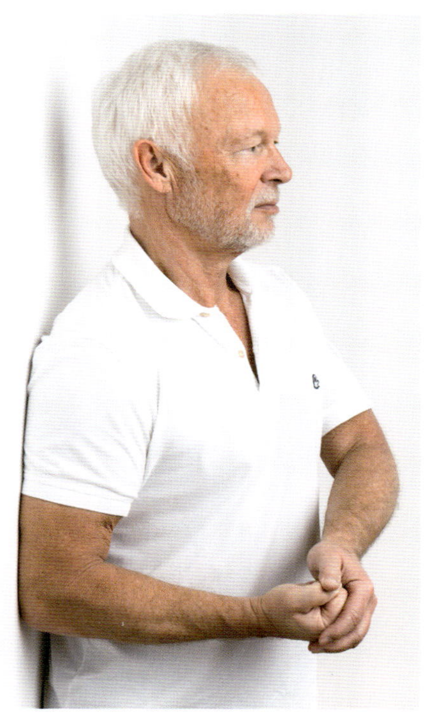

Unter Druck Richtung Ellenbogengelenk – Gegendruck entsteht durch die Fixierung des Ellenbogengelenkes an der Wand – wird nun in der Ausatmung der Arm nach unten in die Streckung geführt, wobei der Oberkörper leicht mitgedreht wird.

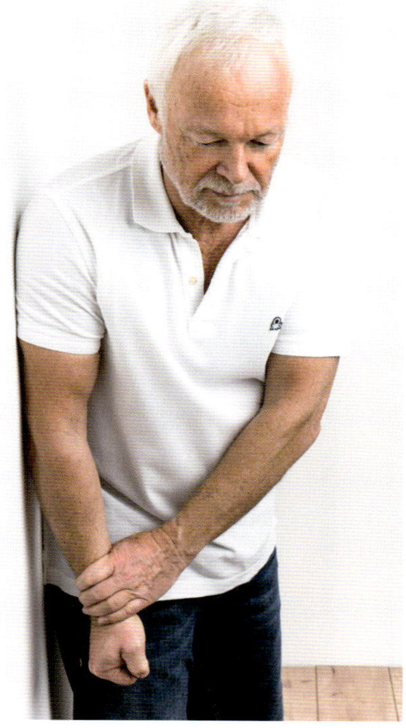

Ellenbogengelenk

Sind Energieströme im Nackenbereich blockiert, wirkt sich das häufig auf die Arme und damit auch auf den Ellenbogen aus.

Selbsthilfe: Die Energiefelder im Nacken und der Ellenbeuge überkreuzt halten, z. B.: bei Beschwerden im rechten Ellenbogen die linke Hand in die rechte Ellenbeuge und die rechte Hand in den Übergang der linken Schulter-Nacken-Beuge legen oder umgekehrt.

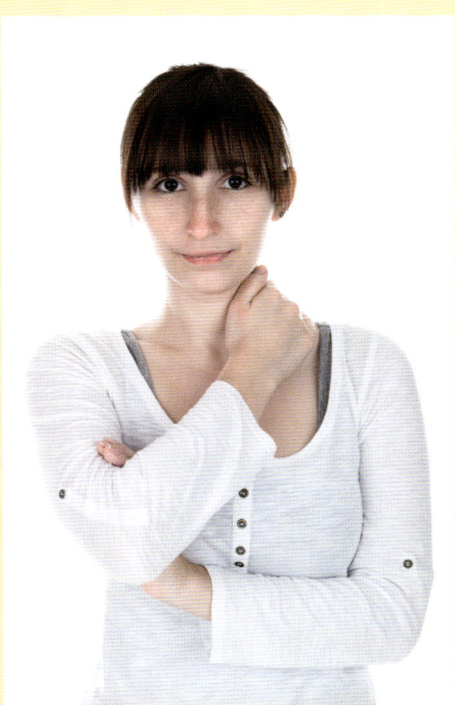

Das Feld im Nacken wird so beschrieben: „Da wo der Ochse sein Joch trägt". Wir schleppen sehr oft emotionale Altlasten mit uns herum. Entspannte Schultern helfen Dingen ihren Lauf zu lassen, gelassen durchs Leben zu gehen und „überflüssiges Gepäck" los zu werden.

In der Ellenbeuge befindet sich das Energiefeld, das für „Gleichgewicht, Autorität und Führung" steht. Es unterstützt uns darin, unserer inneren Quelle zu vertrauen und uns nicht abhängig zu machen. „Ich bin meine eigene Verantwortung, niemand anderes hat Macht über mich". In der Körpersprache bedeutet es „Abwehr", letztendlich ist es „Selbstschutz".

9. Handgelenk

Anatomie

Die Hand besteht aus sehr vielen Teilen. Das mit der Dorn-Methode zu behandelnde Handgelenk besteht aus zwei Gelenken, dem oberen (proximalen) Handgelenk (Articulatio radiocarpea), also dem Teil, der die Unterarmknochen mit der Hand verbindet und dem unteren (distalen) Handgelenk (Articulatio mediocarpea), das an die Mittelhandknochen anschließt.

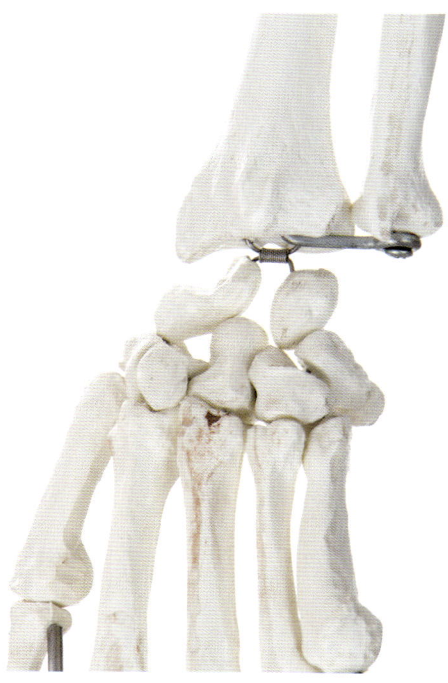

Ursachen – Zusammenhänge

Das Handgelenk ist ein sehr kompliziertes Gebilde. Durch den ständigen Gebrauch kann es sehr leicht zu Überlastungen kommen.

Auch an dieser Stelle sei der Hinweis auf den möglichen Zusammenhang aller Gelenke des Arms erlaubt. Ebenfalls lohnt es sich, wie auch bei Problemen des Ellbogens, den 1. Brustwirbel auf Verschiebungen hin zu untersuchen und gegebenenfalls zu behandeln.

Handgelenksprobleme deuten darauf hin, dass der Mensch in seiner „Hand"-lung eingeschränkt ist, zumeist aus der Furcht heraus, etwas falsch zu machen. Anderseits fällt ihm das „Handeln" auch deshalb schwer, weil er sich auf alte Strukturen versteift.

Eigenübung

Den Arm auf einem Tisch, am Oberschenkel oder auch an einer Wand abstützen, das dazugehörige Handgelenk abwinkeln und mit der freien Hand dessen Handrücken umfassen. Jetzt Druck in Richtung Gelenk ausüben und dabei die Hand leicht über die gerade Position hinaus strecken.

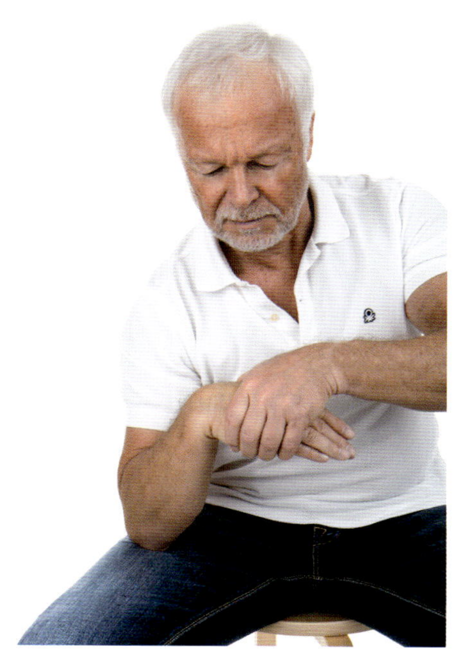

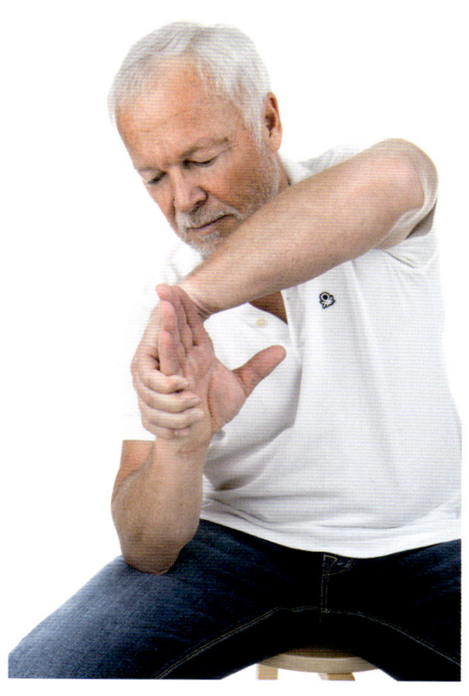

Ein paar Mal wiederholen. Hand wechseln.

Handgelenk

Hier ebenfalls die Stellen am Schulter-Nacken-Ansatz halten, da sie für die Durchlässigkeit der Energie in den Arm sorgen.

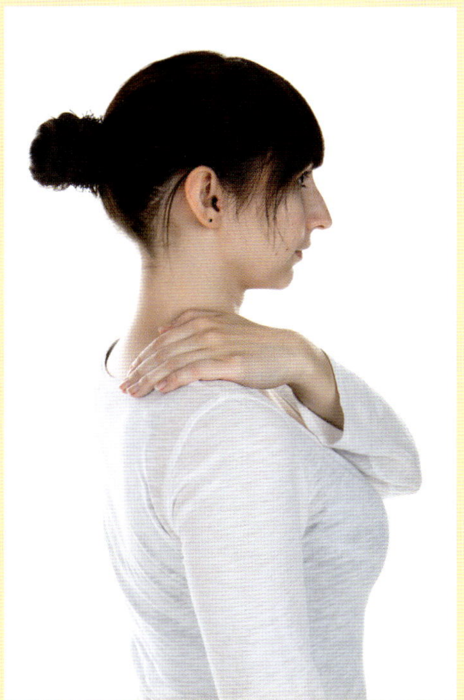

Sinnvoll ist es auch hier, die Leberfunktionsenergie zu unterstützen, weil sie u. a. auch für die Gelenke und Gelenksflüssigkeiten zuständig ist.

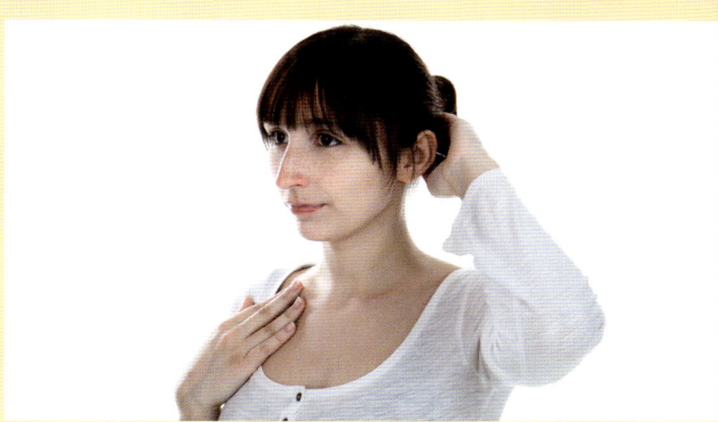

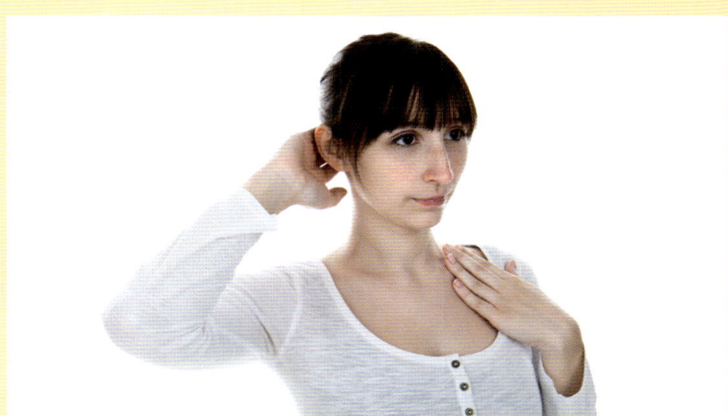

10. Fingergelenk

Anatomie

Unsere Hände, jene faszinierenden Werkzeuge, benötigen eine Vielzahl von Knochen und Gelenke. Jeder Finger, mit Ausnahme des Daumens, besitzt drei Gelenke: das Grund-, Mittel- und Endgelenk (der Daumen nur ein End- und ein Grundglied).

Was die Zehengelenke betrifft, so sind sie analog den Fingergelenken zu sehen und werden wie diese behandelt.

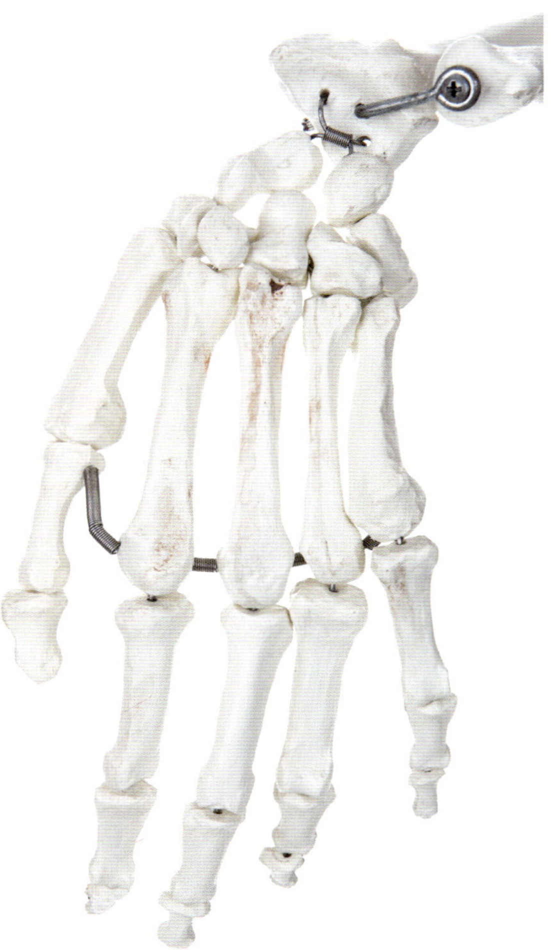

Ursachen – Zusammenhänge

Aufgrund von Einlagerungen in den Fingergelenken, also in den Enden der Extremitäten (schwerkraftbedingt), kann es zu Stauungen von Lymphflüssigkeit kommen.

Diese fördert die Unbeweglichkeit der Finger. Die Hauptursachen sind:

- Fehlernährung (zu fettes Essen, Alkohol am Abend)
- Verletzungen an den Fingergelenken (z. B. durch Sport)
- Übermäßige physische Belastung

Eigenübung

Der Patient nimmt das Gelenk zwischen seine Finger der Gegenhand und winkelt es im 90°-Winkel an. Dann übt er Druck aus, wobei der Gegendruck vom Bein auf welcher der Ellenbogen der zu behandelnden Fingerseite aufgestützt ist, ausgeübt wird.

Dann so weit als möglich im schmerzfreien Bereich langsam überstrecken und öffnen.

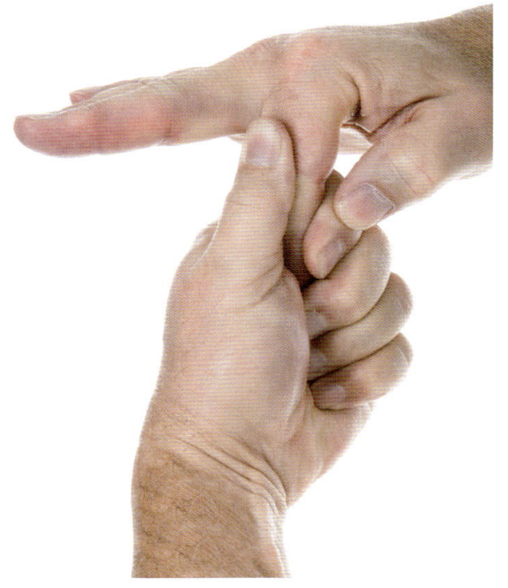

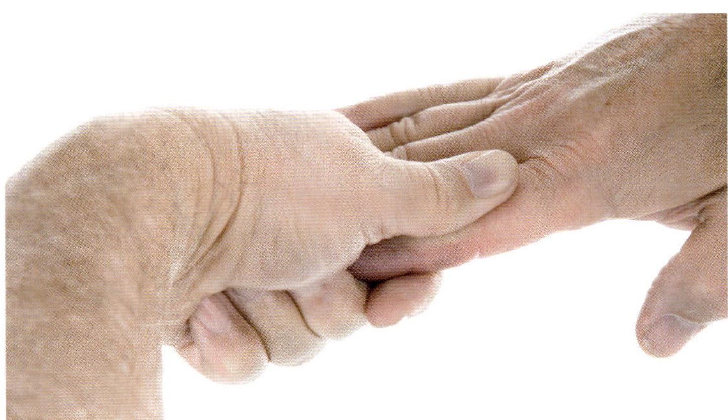

Dabei ausatmen. Ein paar Mal pro Gelenk wiederholen. Ausstreichen.

Korrektur des Daumengrundgelenkes

Der Patient umfasst seinen Daumen mit allen Fingern der anderen Hand und bringt ihn unter leichtem Druck in die seitliche Abspreizung, in Überstreckung. Einige Male wiederholen.

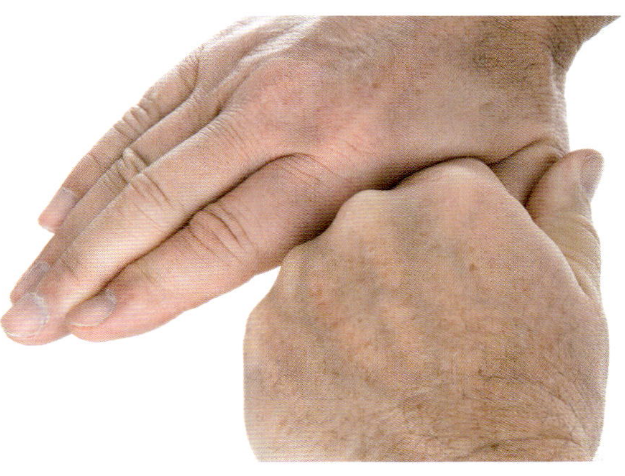

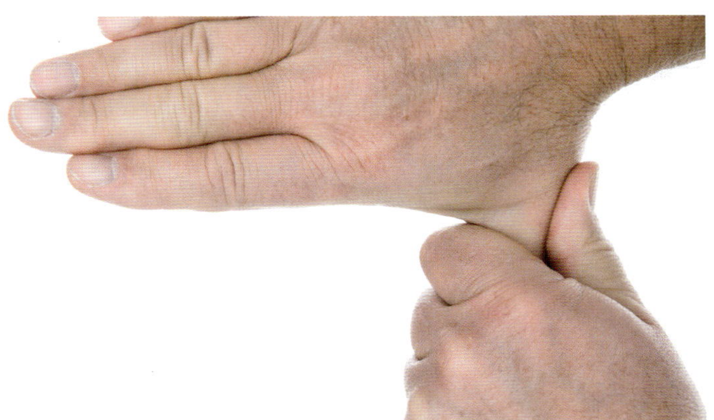

Fingergelenk

Den schmerzhaften Finger sanft umschließen oder den 1. Schritt des Leberstroms, wie bereits beschrieben, durchführen. Er wird auch das „Ölkännchen" im Energiesystem genannt und er sorgt auch hier für mehr Beweglichkeit.

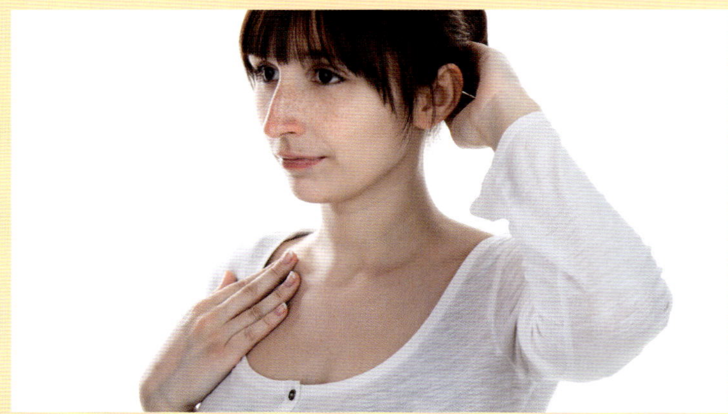

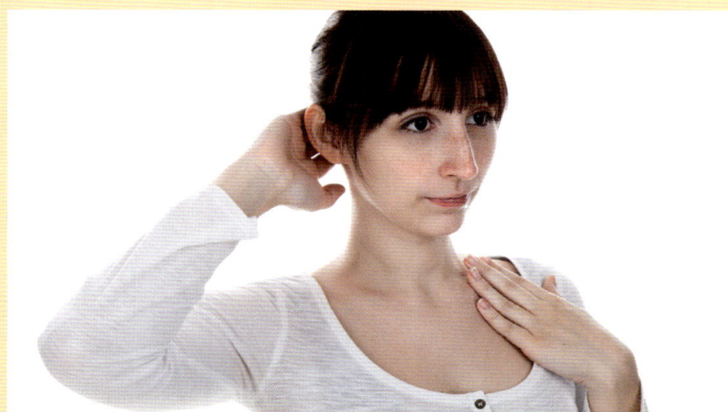

11. Kiefergelenk

Anatomie

Die Kiefergelenke verbinden den Unterkiefer (Mandibula) mit dem Schläfenbein (Os temporale). Um seine Aufgaben wie Nahrungsaufnahme und Artikulation bzw. Mimik optimal erledigen zu können, ist es notwendig, den Kiefer zu heben (Adduktion) und zu senken (Abduktion) sowie Mahlbewegungen ausführen zu können. All das leistet dieses Gelenk.

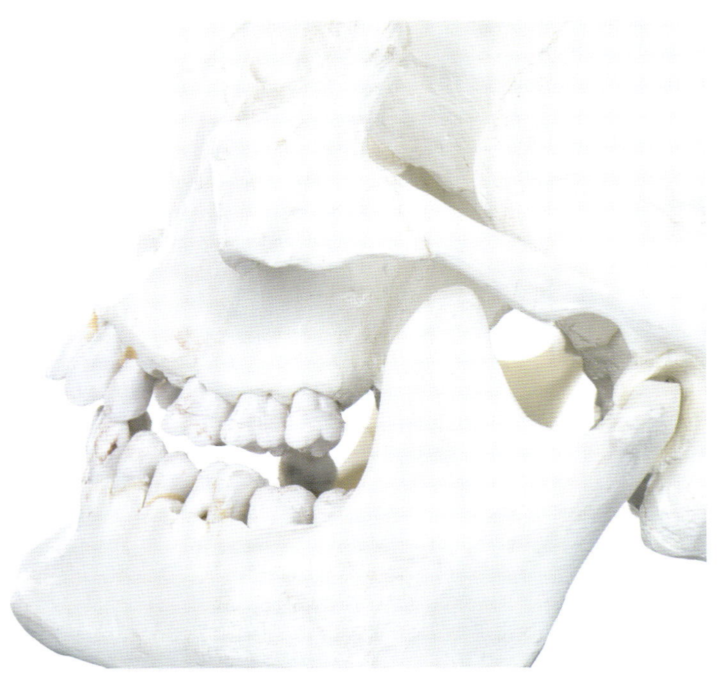

Ursachen – Zusammenhänge

Das Kiefergelenk steht häufig im Zusammenhang mit Problemen am Atlas, aber auch mit einem Beckenschiefstand. Das Erste kommt durch die anatomische Nähe von Atlas und Kiefergelenk, das andere ist im ersten Moment weniger augenfällig. Wenn man jedoch nochmals den Aufbau des Skeletts betrachtet, wird es klarer. Beim Beckenschiefstand ist die Statik und dadurch die Verteilung des Körpergewichts ungleich, was zu Verschiebungen in der Wirbelsäule bis zum Atlas führt und sich so auf den Kiefer überträgt. Wer ein verschobenes Kiefergelenk richtet und einen Beckenschiefstand unberücksichtigt lässt, führt nur die halbe Arbeit und diese nicht nachhaltig aus. Das Kiefergelenk wird sich wieder verschieben. Übrigens kann sich ohne ein urprüngliches Trauma das Kiefergelenk nur verschieben, nicht ausrenken.

Viele Patienten bekommen von ihrem Zahnarzt eine so genannte Aufbissschiene verschrieben, die das nächtliche Zähneknirschen, welches letztendlich auch zu Kieferverschiebungen führt, verhindern soll. Doch hier wird eigentlich nur das Symptom bekämpft, was vorübergehend sicherlich eine sinnvolle Unterstützung darstellt. Wenn man jedoch an die Ursachen kommen möchte, kann man seinen Patienten nur empfehlen, vor dem Einschlafen emotional alles zu klären, sich mit Entspannungsübungen auf den Schlaf einzustellen und eine Beinlängenkorrektur durchführen zu lassen. Es hilft auch, alles weniger „verbissen" zu sehen. Kieferprobleme stehen für Zorn, den man meist nicht äußern kann.

Vorsicht bei sehr weit fortgeschrittener Arthrose! Die Disci, also die Scheibenstrukturen zwischen den Kiefergelenken, können schon sehr abgenutzt sein, was sich beim Öffnen und Schließen des Kiefers in Reibungsgeräuschen vernehm- und fühlbar macht.

Für die Eigenübungen bedeutet dies, sich bitte vorab in fachärztliche Hände oder an Physiotherapeuten, vornehmlich Manualtherapeuten, die sich auf den Kieferbereich spezialisiert haben, zu begeben. Am effektivsten ist diese Übung bei akuten Kieferverschiebungen. Bei chronischem Verlauf dient sie als Unterstützung für spezielle Muskeltechniken, die von Therapeuten im Mundinnenraum und an der Kaumuskulatur durchgeführt werden.

Untersuchung

Der Patient sitzt am besten gerade auf einem Hocker und wird gebeten, seinen Mund ganz zu öffnen und wieder zu schließen. Eine Kieferverschiebung ist daran zu erkennen, dass dieses Öffnen und Schließen nicht fließend funktioniert. Man gewinnt den Eindruck, dass sich etwas verhakt hat, und es sind deutliche Abweichungen der Kiefergelenksführung zu beobachten.

Eigenübung

Man setzt sich gerade auf einen Hocker, den man am besten an eine Wand stellt. So kann man seinen eigenen Hinterkopf stabilisieren.

Den Kopf in die Hand nehmen, so dass die Innenflächen der Handgelenke sich unter dem Kinn treffen und die Handflächen die Wangen fest berühren. Den Mund öffnen, ihn mit den Händen schließen und dabei nach hinten und oben drücken.

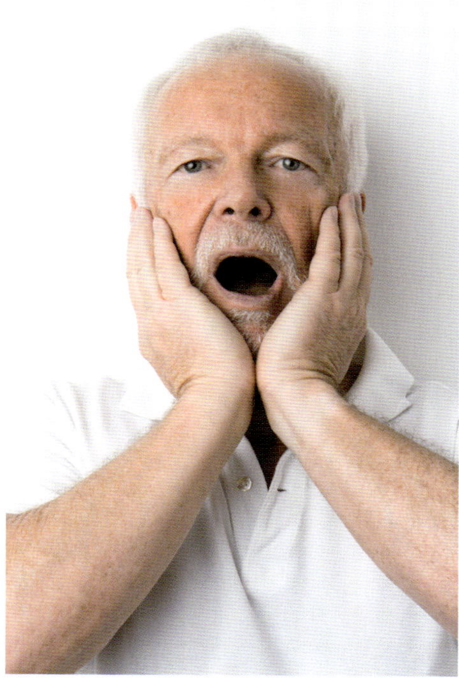

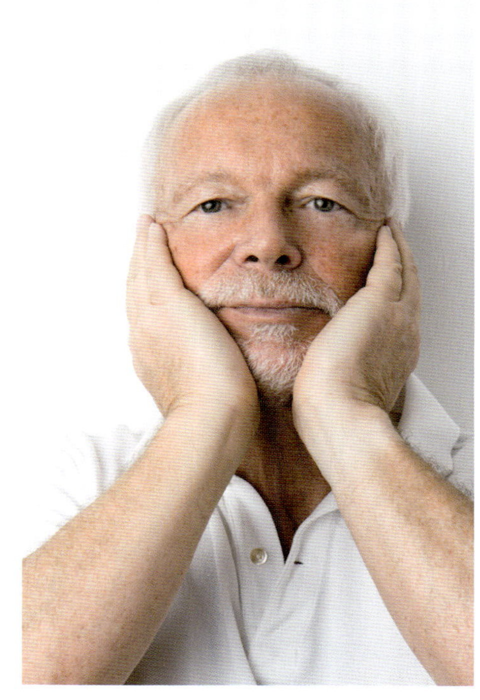

Gedankliche Entspannungstechnik für das Kiefergelenk

Diese Technik hilft, Probleme zu klären, die sonst im Schlaf verarbeitet werden und zu nächtlichem Zähneknirschen führen können.

Wenn Sie abends im Bett liegen, lassen Sie vor Ihrem geistigen Auge als neutraler Beobachter den gesamten Tag Revue passieren, und zwar angefangen vom aktuellen Zeitpunkt rückwärts bis zum morgendlichen Aufstehen. Viele scheinbar schwierige Situationen, die man sonst zu „verbissen" sieht, lassen sich so aufarbeiten und klären. Aus dieser gewonnenen Neutralität kann man Probleme, die einen selbst betreffen, leichter betrachten. Die Neutralität hilft, eine Lösung zu finden und dann loszulassen.

Kiefergelenk

Die linke und die rechte Nackenseite halten, unterhalb der Ohren, mit leicht geöffnetem Mund.

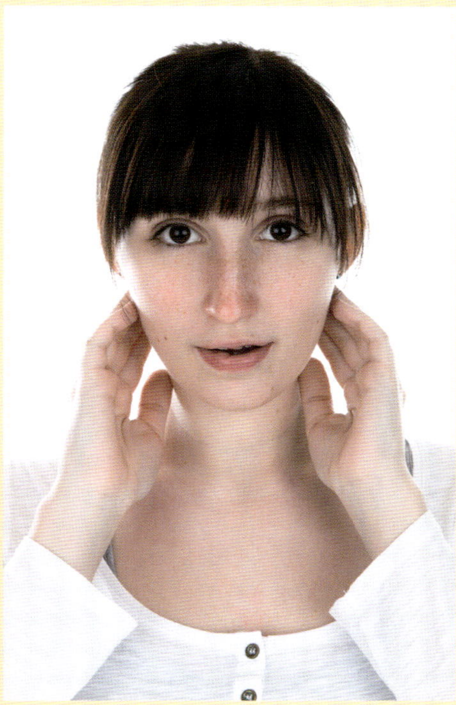

Diese Bereiche gehören noch zu den Energiefeldern, die links und rechts von der Wirbelsäule zwischen Schultern und Kopf liegen. „Im Einklang mit dem Universum“ oder „Nicht mein Wille, sondern Dein Wille geschehe“, das ist die Aussage auf spiritueller Ebene. Sich vertrauensvoll dem „Größeren“ hingeben und der inneren Führung folgen. Unausgewogenheit in diesem Bereich führt häufig zu Depression oder Aggression. Mit einem freien Nacken lässt sich unbeschwert das Leben genießen.

Empfehlung der Autoren

Wir weisen noch einmal darauf hin, dass es lohnt, ein kleines Selbsthilfeprogramm zusammenzustellen. Es sollte den individuellen Bedürfnissen des Einzelnen entsprechen und die persönlichen Schwachstellen berücksichtigen. Aus der Vielzahl der Übungen dürfte dies nicht schwerfallen. Die tägliche Gesundheitspflege als Prophylaxe schenkt mehr Lebensfreude

Zu guter Letzt

Nach Fertigstellung dieses Buches gilt es Dank zu sagen allen lieben Menschen, die an der Realisierung mitgewirkt haben. Frau Christine Gerber als Projektbetreuerin, Frau Jessica Closmann als Model, Herrn René Oertel als Fotograf und Herrn Andreas Beutel, der die Idee für dieses Buch mit getragen und maßgeblichen Anteil an der Realisierung des Projektes hat.

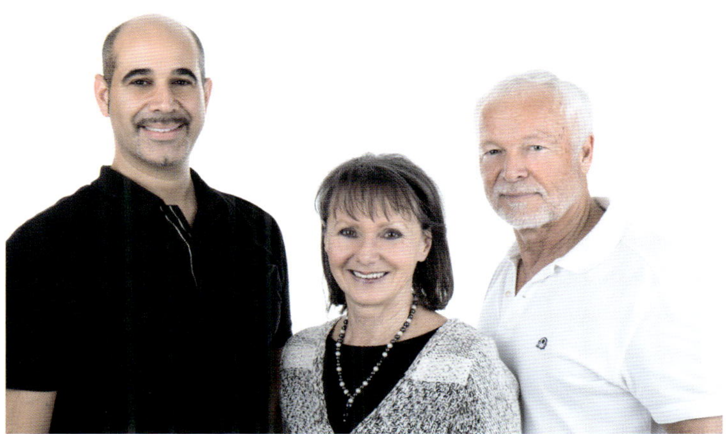

Das Autorenteam

Stichwortverzeichnis

Literaturempfehlungen

Dorn-Methode

- Atlas der Dorn-Therapie
  Bahn-Koch-Raslan, ML Verlag in MGO – Fachverlage,
  ISBN 978-3-944002-56-9
- Der sanfte Weg zur Mitte: Die Dorn-Methode
  Gamal Raslan, Aurum, ISBN 3-89901-018-3

Jin Shin Jyutsu

- Weber, Friedl, Jin Shin Jyutsu für Lebenskünstler.....
  Fun Fun Fun Verlag, ISBN 978-3-9811649-16
- Riegger-Krause, Waltraud, Jin Shin Jyutsu
  Südwest Verlag, ISBN 3-517-06820-9
- Burmeister, Alice und Tom Monte, Knaur
  ISBN 3-426-87090-8

Weiterbildungsmöglichkeiten

Tagesseminar Selbsthilfeübungen
Dorn-Therapie & Jin Shin Jyutsu in Naturheilpraxis Bahn
Teichgraben 8, 53757 Sankt Augustin
E-Mail: info@bahn-naturheilpraxis.de
www.bahn-naturheilpraxis.de

Für Dorn-Therapeuten und ihre Patienten

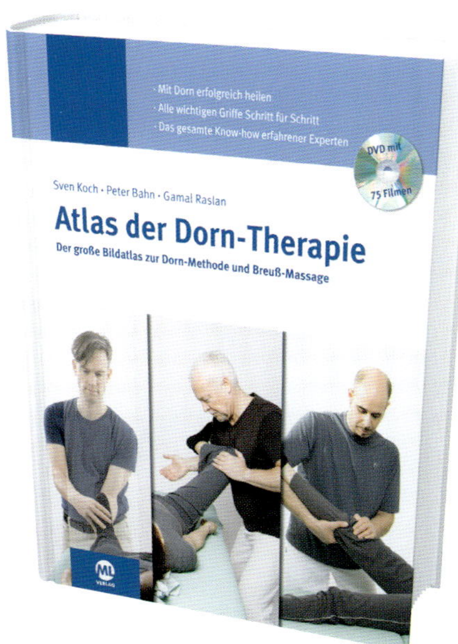

2. leicht überarbeitete Neuauflage, neu bebildert 2014
Hardcover, 157 Seiten, ISBN 978-3-944002-56-9
69,95 Euro

Peter Bahn, Sven Koch, Gamal Raslan

Atlas der Dorn-Therapie – Der große Bildatlas zur Dorn-Methode und Breuß-Massage

Der hochwertig ausgestattete Bildatlas zeigt Schritt für Schritt alle wichtigen Untersuchungen, Behandlungen und Selbstübungen der Dorn-Therapie und Breuß-Massage. Der ausführlich bebilderte Anwendungsteil – ergänzt durch die Filme auf der DVD – vermittelt detailliert das praktische Wissen zur Durchführung. Zusätzlich zu den Grundtechniken zeigen die erfahrenen Autoren zahlreiche Varianten und geben Tipps aus zahllosen Dornbehandlungen.

Alle Griffe Schritt für Schritt

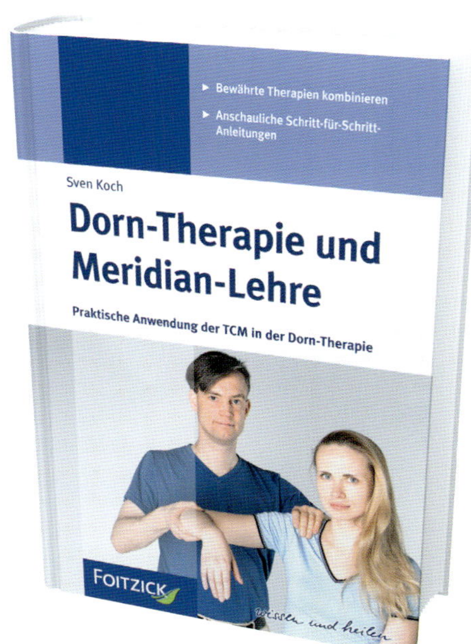

2013, Hardcover, 184 Seiten
ISBN 978-3-944002-42-2
39,95 Euro

Sven Koch

Dorn-Methode und Meridian-Lehre

Die Traditionelle Chinesische Medizin eröffnet Dorn-Therapeuten über die Nutzung der Meridiane gänzlich neue Möglichkeiten. So kann sich die Dysfunktion eines Wirbels im gesamten Meridianverlauf und im gesamten Funktionskreis auswirken und Beschwerden verursachen. Energiefülle und -leere, Yin und Yang, 5-Elemente, Kreislauf der Förderung und Kontrolle, Organ-Uhr und Schichtverbindungen werden mir ihren Zusammenhängen mit der Dorn-Therapie angewendet. Es gibt direkte Zuordnungen von einzelnen Gelenken und Wirbeln zu Meridianen und deren Funktionskreisen. In diesem Buch wird systematisch eine Analyse von Ursachen und Beschwerden und deren Wahrscheinlichkeiten dargestellt.

Die ganzheitliche Betrachtung dieser beiden Medizinkonzepte erweitert Diagnose und Behandlung an entscheidenden Stellen. Das Buch wendet sich an Dorn-Therapeuten, die das Wissen der TCM nutzen wollen.
Auch Therapeuten, Heilpraktiker und Ärzte aus der TCM bekommen alle Informationen und Schritt-für-Schritt-Anleitungen, um die Dorn-Methode sofort erfolgreich umsetzen zu können. Zu Beginn des Buches wird die Dorn-Therapie in ihrem Ablauf vollständig aufgegriffen. Wesentlich differenzierter wird die Grifftechnik bei Befundung und Behandlung an Halswirbelsäule gezeigt. Alle peripheren Gelenke werden systematisch und präzise demonstriert.

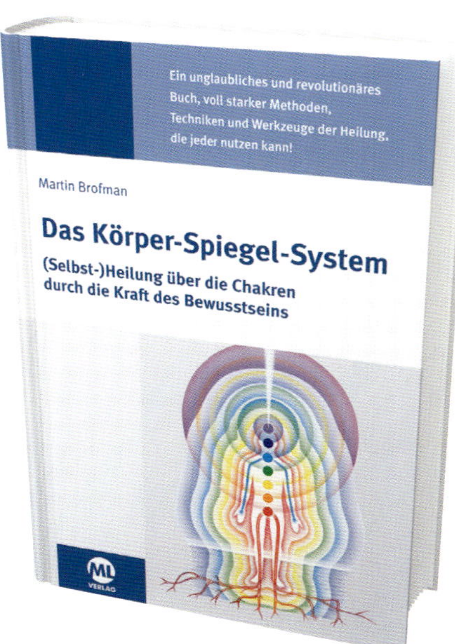

2013, Hardcover, 235 Seiten,
ISBN 978-3-944002-53-8
19,90 Euro

Martin Brofman

Das Körper-Spiegel-System

Sind Sie immer 100%ig fit und gesund in Körper und Geist? Dann brauchen Sie dieses Buch vielleicht nicht. Für den Rest der Menschen, die gelegentlich oder regelmäßig von Krankheit geplagt sind, ganz gleich ob leicht oder schwer, akut oder chronisch, ist dieses Buch bestimmt.

Es ist eine praktische Anleitung voller Techniken, die jeder anwenden kann – professionelle Heiler, Ärzte, Therapeuten und Patienten. Martin Brofman hat ein System entwickelt, das westliche Psychologie und östliche Philosophien effektiv und nahtlos miteinander verschmilzt. Seine bahnbrechende Arbeit an den Chakren und deren Verbindung zu Körper und Geist ermöglicht es uns, den Körper als Landkarte des Bewusstseins zu lesen, den Weg von einem Symptom zu dessen Ursache zu finden und dann mit ihnen zu arbeiten. „Das Körper-Spiegel-System“ geht der Vorstellung auf den Grund, dass unser körperlicher Zustand widerspiegelt, wer wir sind und wie unser Leben ist. Es befähigt uns, Veränderungen vorzunehmen und die Verantwortung für unsere Gesundheit und unser Wohlempfinden zu übernehmen.

Sie haben nur einen Körper – kümmern Sie sich um ihn!

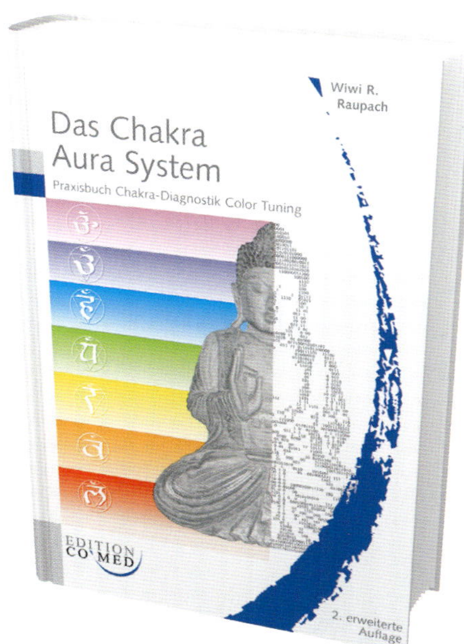

2007, Hardcover, 216 Seiten,
ISBN 978-3-934672-17-8
34,80 Euro

Wiwi Raupach

Das Chakra Aura System

In diesem praktischen Arbeitsbuch für Fachleute und interessierte Laien werden die sieben Chakras und die zwölf Farben des chromatischen Farbkreises und deren ganzheitliche Entsprechungen umfassend dargestellt. Die daraus resultierenden Möglichkeiten der Chakra-Diagnostik und -Balancierung werden von der Autorin auch anhand von Praxisbeispielen eingehend und lebendig beschrieben.

Mithilfe der computergestützten Colortuning- Methode werden völlig neue Wege in der Therapie beschritten.

Dazu die passenden Poster

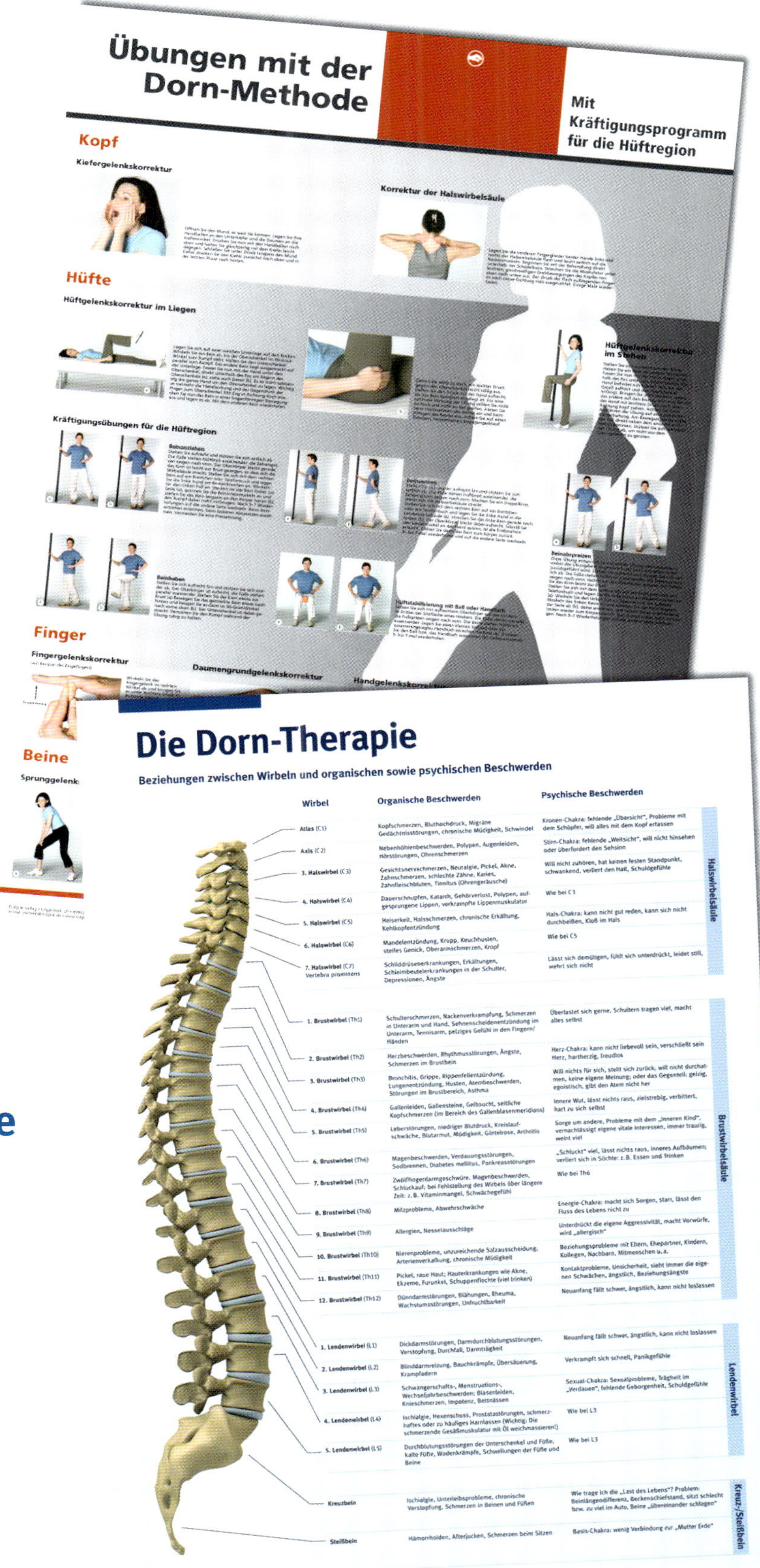

Helmuth Koch

Die Dorn-Therapie

Beziehung zwischen Wirbeln und organischen sowie psychischen Beschwerden. Ein Muss für jede Dorn-Praxis.

ISBN 978-3-929338-58-4, DIN A1

19,95 Euro

Matthias Schwarz

Übungen mit der Dorn-Methode

Dorn-Übungen für Kopf, Hüfte, Finger, Beine.
Mit Kräftigungsprogramm für die Hüfte.

ISBN 978-3-929338-34-8, DIN A1

19,95 Euro

Auch als Patientenblatt erhältlich.
So nehmen die Patienten Ihren Therapieerfolg mit nach Hause

ISBN 978-3-929338-35-5, 100 Stück, DIN A4

19,95 Euro